景岳全书系列之八

本草正

明·张景岳 著

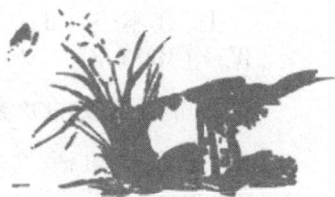

中国健康传媒集团
中国医药科技出版社

内 容 提 要

本书为《景岳全书》卷四十八至四十九，载常用中药 300 种。仿《本草纲目》编述，分山草、隰草、芳草、蔓草、毒草、水石草、竹木、谷、果、菜、金石、禽兽、虫鱼、人等 14 部，次第介绍其别名、性味、功效、主治、应用、注意事项等。适合中医从业者、中药理论研究者及中医爱好者参考学习。

图书在版编目（CIP）数据

本草正／（明）张景岳著 . —北京：中国医药科技出版社，2017.9

（景岳全书系列）

ISBN 978 - 7 - 5067 - 9494 - 7

Ⅰ . ①本⋯　Ⅱ . ①张⋯　Ⅲ . ①本草—中国—明代　Ⅳ . ①R281.3

中国版本图书馆 CIP 数据核字（2017）第 197587 号

美术编辑　陈君杞
版式设计　麦和文化

出版　**中国健康传媒集团** | 中国医药科技出版社
地址　北京市海淀区文慧园北路甲 22 号
邮编　100082
电话　发行：010 - 62227427　邮购：010 - 62236938
网址　www. cmstp. com
规格　880 × 1230mm $^{1}/_{32}$
印张　4 $^{1}/_{4}$
字数　83 千字
版次　2017 年 9 月第 1 版
印次　2023 年 4 月第 2 次印刷
印刷　三河市百盛印装有限公司
经销　全国各地新华书店
书号　ISBN 978 - 7 - 5067 - 9494 - 7
定价　10.00 元

出版者的话

《景岳全书》为明代著名医家张景岳所著，成书于1640年，共64卷。本次整理为了便于读者检阅，特将全书分为9个分册，原卷一至卷六合为《传忠录》，论阴阳六气；卷四至卷六合为《脉神章》，论诸家脉法精要；卷七与卷八合为《伤寒典》，论四时外感证治；卷九至卷三十七合为《杂证谟》，详论杂证；卷三十八至三十九合为《妇人规》，论女子经带孕胎产之病；卷四十至四十五合为《小儿则》，论述小儿常见病及痘疹之病的证治；卷四十六至四十七合为《外科钤》，论述外科病的治则、治法与方药；卷四十八至四十九《本草正》，载常用药300种，详述其性味、功效、禁忌等；卷五十至卷六十四合为《八阵方》，依次为新方八阵、古方八阵、妇人方、小儿方、痘疹方及外科方。

张景岳（1563～1640），字会卿，名介宾，别号通一子，明代著名医家。因其善用熟地，又被称为"张熟地"，其为古代中医温补学派的代表人物，被称为"医中杰士""仲景之后，千古一人"。著有《类经》《类经附翼》《景岳全书》《质疑录》等书。

本次整理，以岳峙楼本为底本，以四库本为校本。若底本与校本有文字互异处，则择善而从。具体原则如下。

1. 全书加用标点符号，采用简体横排。底本中繁体字、异体字径改为简化字，古字以今字律齐，方位词右、左改为上、下。

2. 凡底本、校本中明显的错字、讹字、避讳字，或笔画略有舛误，经核实无误后予以径改，不再出注。

3. 凡底本、校本不一致的情况，据文义酌情理校。

4. 书中中医专用名词规范为目前通用名称。如"龟板"改为"龟甲"，"杏人"改为"杏仁"，"栝楼"改为"瓜蒌"等。

5. 凡入药成分涉及国家禁猎和保护动物的（如犀角、虎骨等），为保持古籍原貌，原则上不改。但在临床运用时，应使用相关的代用品。

恐书中难免有疏漏之处，敬祈同仁惠予教正，是为至盼。

中国医药科技出版社

2017 年 7 月

序 一

　　人情莫不欲寿，恒讳疾而忌医，孰知延寿之方，非药石不为功；得病之由，多半服食不审，致庸医之误人，曰药之不如其勿药，是由因噎废食也。原夫天地生物，以好生为心，草木、金石、飞潜、溲渤之类，皆可已病，听其人之自取。古之圣人，又以天地之心为己心，著为《素问》《难经》，定为君臣佐使方旨，待其人善用之。用之善，出为良医，药石方旨，惟吾所使，寿夭荣谢之数，自我操之，如执左券，皆稽古之力也。庸医反是，执古方，泥古法，罔然不知病所自起，为表、为里，为虚、为实，一旦杀人，不知自反，反归咎于食忌，洗其耻于方册，此不善学者之过也。故曰：肱三折而成良医，言有所试也。不三世不服其药，言有所受之也。假试之知而不行，受之传而不习，己先病矣，己之不暇，何暇于已人之病？是无怪乎忌医者之纷纷也。

　　越人张景岳，豪杰士也。先世以军功起家，食禄千户，世袭指挥使。结发读书，不呫呫章句。初学万人敌，得鱼腹八阵不传之秘，仗策游侠，往来燕冀间，慨然有封狼胥、勒燕然之想，榆林、碣石、凤城、鸭江，足迹几遍。投笔

1

弃缥，绝塞失其天险；谈兵说剑，壮士逊其颜色。所遇数奇，未尝涊首求合也。由是落落难偶，浩歌归里，肆力于轩岐之学，以养其亲。遇有危证，世医拱手，得其一匕，矍然起矣。常出其平生之技，著为医学全书，凡六十有四卷。语其徒曰：医之用药，犹用兵也。治病如治寇攘，知寇所在，精兵攻之，兵不血刃矣。故所著书，仿佛八阵遗意。古方，经也；新方，权也。经权互用，天下无难事矣。书既成，限于赀，未及流传而殁，遗草属诸外孙林君日蔚。蔚载与南游，初见赏于方伯鲁公，捐赀付梓。板成北去，得其书者，视为肘后之珍，世罕见之。余生平颇好稽古，犹专意于养生家言，是书诚养生之秘笈也。惜其流传不广，出俸翻刻，公诸宇内。善读其书者，庶免庸医误人之咎，讳疾忌医者，毋因噎而废食也可。

时康熙五十年岁次辛卯孟春两广运使
瀛海贾棠题于羊城官舍之退思堂

2

序 二

　　我皇上御极五十年，惠政频施，仁风洋溢，民尽雍熙，物无夭札，故无借于《灵枢》《素问》之书，而后臻斯于寿域也。虽然，先文正公有言：不为良相，当为良医。乃知有圣君不可无良相，而良医之权又于良相等，医之一道，又岂可忽乎哉！自轩辕、岐伯而下，代有奇人，惟长沙张仲景为最著。厥后，或刘、或李、或朱，并能以良医名，然其得力处，不能不各循一己之见，犹儒者尊陆、尊朱，异同之论，纷纷莫一。

　　越人张景岳，盖医而良者也。天分既高，师古复细，是能融会百家，而贯通乎诸子者。名其书曰"全"，其自负亦可知矣。他不具论，观其逆数一篇，逆者得阳，顺者得阴，降以升为主，此开阴阳之秘，盖医而仙者也。世有以仙为医，而尚不得谓之良哉？而或者曰：医，生道也；兵，杀机也。医以阵名，毋乃不伦乎？不知元气盛而外邪不能攻，亦犹壁垒固而侵劫不能犯也。况兵之虚实成败，其机在于俄顷；而医之寒热攻补，其差不容于毫发。孰谓医与兵之不相通哉？若将不得人，是以兵与敌也；医不得人，

1

是以人试药也，此又景岳以"阵"名篇之微意也。

是书为谦庵鲁方伯任粤时所刻，纸贵五都，求者不易。转运使贾君，明于顺逆之道，精于升降之理，济世情殷，重登梨枣。余于庚寅孟冬，奉天子命，带星就道，未获观其告竣。阅两月，贾君以札见示，《景岳全书》重刻已成，命余作序。余虽不敏，然以先文正公良医良相之意广之，安知昔日之张君足为良医，而异日之贾君不为良相，以佐我皇上万寿无疆之历服耶？故为数语以弁卷首。

闽浙制使沈阳范时崇撰

序 三

　　天地之道，不过曰阴与阳，二气之相宣，而万物于以发育。人固一物耳，皆秉是气以生，赋以成形，不能无所疵疠，而况物情之相感，物欲之相攻，此疾疢之所由兴，往往至于夭札而莫之拯。有古圣人者起，为斯民忧，调健顺之所宜，酌刚柔之所济，分疏暑寒燥湿之治理，而著之为经，至今读《灵枢》《素问》诸篇，未尝不叹圣人之卫民生者远也。及览《汉史·方技传》，若仓公、扁鹊之流，多传其治疾之神奇而其方不著。洎仲景、立斋、丹溪、东垣辈出，多探其精微，勒为成书，以嬗后世及诸家踵接，各祖所传，同途异趋，且致抵牾，即有高识之士，览之茫无津涯，欲求其会归，卒未易得也。越人张景岳者，少负经世才，晚专于医，能决诸家之旨要，乃著集六十有四卷，以集斯道之大成。其甥林汝晖携之至岭外，为鲁谦庵方伯所赏识，始为之梓行，凡言医之家，莫不奉为法守。后其板浸失，贾青南都运复刊之，寻挟以北归，其行未广。余族子礼南客粤，以其才鸣于时，而尚义强仁，有古烈士之概。慨是书之不广暨也，毅然倡其同志诸君，醵金以授梓人，

1

锓板摹发。会余奉命典试，事竟，礼南从余游，出其书视余，请为弁首。余读其集分八阵，阵列诸科，科次以方，方征诸治，其义简，其法该，其功用正而神，是为百氏之正轨，而其究盈虚之理数，析顺逆之经权，则又与大《易》相参，而阴阳之道备是矣。学者苟得其体用，随宜而措施，则足以利济群黎，可无夭札之患。且今圣天子方臻仁寿，保合太和，至泽之涵濡，使天下咸登寿域。更得是书而广其术，行之四方，其于天地生物之心，圣人仁民之化，赞襄补益，厥用良多，而礼南诸君乐善之功，亦将与是集共传不朽。

癸巳科广东典试正主考翰林院编修查嗣琭撰

全书纪略

先外祖张景岳公，名介宾，字会卿。先世居四川绵竹县，明初以军功世授绍兴卫指挥，卜室郡城会稽之东。生颖异，读书不屑章句，韬钤轩岐之学，尤所淹贯。壮岁游燕冀间，从戎幕府，出榆关，履碣石，经凤城，渡鸭绿，居数年无所就，亲益老，家益贫，翻然而归。功名壮志，消磨殆尽，尽弃所学而肆力于轩岐，探隐研神，医日进，名日彰，时人比之仲景、东垣云。苦志编辑《内经》，穷年缕析，汇成《类经》若干卷问世，世奉为金匮玉函者久矣。《全书》者，博采前人之精义，考验心得之玄微，以自成一家之书。首传忠录，统论阴阳六气、先贤可否，凡三卷；次脉神章，择诸家珍要精髓，以测病情，凡三卷；著伤寒为典，杂证为谟，妇人为规，小儿为则，痘疹为诠，外科为钤，凡四十一卷；采药味三百种，人参、附子、熟地、大黄为药中四维，更推参、地为良相，黄、附为良将，凡二卷；创药方，分八阵，曰补，曰和，曰寒，曰热，曰固，曰因，曰攻，曰散，名新方八阵，凡二卷；集古方，分八阵，名古方八阵，凡八卷；别辑妇人、小儿、痘疹、外科方，总皆出入古方八阵以神其用，凡四卷，共六十四卷，名《景

1

岳全书》。是书也，继往开来，功岂小补哉！以兵法部署方略者，古人用药如用兵也。或云：公生平善韬钤，不得遂其幼学壮行之志，而寓意于医，以发泄其五花八门之奇。余曰：此盖有天焉，特老其才，救世而接医统之精传，造物之意，夫岂其微欤？是编成于晚年，力不能梓，授先君，先君复授日蔚。余何人斯，而能继先人之遗志哉？岁庚辰，携走粤东，告方伯鲁公。公曰：此济世慈航也！天下之宝，当与天下共之。捐俸付剞劂，阅数月工竣。不肖得慰藉先人，以慰先外祖于九原，先外祖可不朽矣。

外孙林日蔚跋

目录

山草部

人参— *反藜芦*

味甘微苦，微温，气味颇厚，阳中微阴，气虚血虚俱能补。阳气虚竭者，此能回之于无何有之乡；阴血崩溃者，此能彰之于已决裂之后，惟其气壮而不辛，所以能固气；惟其味甘而纯正，所以能补血。故凡虚而发热，虚而自汗，虚而眩晕，虚而困倦，虚而惊惧，虚而短气，虚而遗泄，虚而泻利，虚而头疼，虚而腹痛，虚而饮食不运，虚而痰涎壅滞，虚而嗽血吐血，虚而淋沥便闭，虚而呕逆躁烦，虚而下血失气等证，是皆必不可缺者。第欲以气血相较，则人参气味颇轻而属阳者多，所以得气分者六，得血分者四，总之不失为气分之药；而血分之所不可缺者，为未有气不至而血能自至者也。故扁鹊曰：损其肺者益其气，须用人参以益之，肺气既旺，余脏之气皆旺矣。所以人参之性，多主于气，而凡脏腑之有气虚者，皆能补之。然其性温，故积温亦能成热，若云人参不热则可，云人参之性凉，恐未必然。虽东垣云：人参、黄芪为退火之圣药，丹溪云：虚火可补，参术之类是也，此亦皆言虚火也。而虚火二字，最有关系，若内真寒而外假热者，是为真正虚火，非放胆用之，必不可也。然有一等元阴亏乏，而邪火烁于表里，神魂躁动，内外枯热，真正阴虚一证，谁谓其非虚火？若过用人参，果能助热。若王节斋云：阳旺则阴愈消，及《节要》云：

阴虚火动者勿用。又曰：肺热还伤肺等说，固有此理，亦不可谓其尽非。而近之明哲如李月池辈，皆极不然之，恐亦未必然也。夫虚火二字，最当分其实中有虚，虚中有实，阳中有阴，阴中有阳，惟勿以成心而执己见，斯可矣。如必欲彼此是非，是所谓面东方不见西墙，皆未得其中也。余请剖之曰：如龙雷之火，原属虚火，得水则燔，得日则散，是即假热之火，故补阳即消矣。至若亢旱尘飞，赤地千里，得非阳亢阴虚，而亦可以补阳生阴乎？或必曰：此正实火也，得寒则已。余曰：不然。夫炎暑酷烈，热令大行，此为实火，非寒莫解；而干枯燥旱，泉源断流，是谓阴虚，非水莫济。此实火之与阴虚，亦自判然可别。是以阴虚而火不盛者，自当用参为君；若阴虚而火稍盛者，但可用参为佐；若阴虚而火大盛者，则诚有暂忌人参，而惟用纯甘壮水之剂，庶可收功一证，不可不知也。余非不善用人参者，亦非畏用而不知人参之能补阴者，盖以天下之理，原有对待，谓之曰：阴虚必当忌参固不可，谓之曰：阴虚必当用参亦不可，要亦得其中和，用其当而已矣，观者详之。

黄芪二

味甘气平，气味俱轻，升多降少，阳中微阴。生者微凉，可治痈疽；蜜炙性温，能补虚损。因其味轻，故专于气分而达表，所以能补元阳、充腠理、治劳伤、长肌肉。气虚而难汗者可发，表疏而多汗者可止。其所止血崩血淋者，以气固而血自止也，故曰血脱益气；其所以除泻痢带浊者，以气固而陷自除也，故曰陷者举之。然其性味俱浮，纯于气分，故中满气滞者，当酌用之。

白术 三

味甘辛，气温，气味俱厚，可升可降，阳中有阴，气中有血。其性温燥，故能益气和中，补阳生血，暖胃消谷，益津液，长肌肉，助精神，实脾胃，止呕逆，补劳倦，进饮食，利小水，除湿运痰，消浮去胀，治心腹冷痛、胃虚下痢、疟癖癥瘕。制以人乳，欲润其燥；炒以壁土，欲助其固；佐以黄芩，清热安胎。以其性涩壮气，故能止汗实表。而痈疽得之，必反多脓；奔豚遇之，恐反增气；及上焦燥热而气多壅滞者，皆宜酌用之。然冬术甘而柔润，夏术苦而燥烈，此其功用大有不同，不可不为深辨也。若于饥时择肥而甘者，嚼而服之，服之久久，诚为延寿之物，是实人所未知。

苍术 四

味苦甘辛，性温而燥，气味俱厚，可升可降，阳也。用此者用其温散燥湿。其性温散，故能发汗宽中，调胃进食，去心腹胀疼，霍乱呕吐，解诸郁结，逐山岚寒疫，散风眩头疼，消痰癖气块、水肿胀满；其性燥湿，故治冷痢冷泄、滑泻肠风、寒湿诸疮。与黄柏同煎，最逐下焦湿热痿痹。若内热阴虚，表疏汗出者忌服。然惟茅山者，其质坚小，其味甘醇，补益功多，大胜他术。

甘草 五

味甘气平，生凉炙温，可升可降，善于解毒。反甘遂、海

藻、大戟、芫花。其味至甘，得中和之性，有调补之功，故毒
药得之解其毒，刚药得之和其性，表药得之助其升，下药得之
缓其速。助参芪成气虚之功，人所知也；助熟地疗阴虚之危，
谁其晓焉？祛邪热，坚筋骨，健脾胃，长肌肉，随气药入气，
随血药入血，无往不可，故称国老。惟中满者勿加，恐其作
胀；速下者勿入，恐其缓功，不可不知也。

黄精六   一名救穷草。

味甘微辛，性温。能补中益气，安五脏，疗五劳七伤，助
筋骨，益脾胃，润心肺，填精髓，耐寒暑，下三虫，久服延年
不饥，发白更黑，齿落更生。张华《博物志》言天老曰：太
阳之草名黄精，食之可以长生；太阴之草名钩吻，不可食之，
入口立死。此但以黄精、钩吻对言善恶，原非谓其相似也。而
陶弘景谓黄精之叶与钩吻相似，误服之害人。苏恭曰：黄精叶
似柳，钩吻蔓生，叶如柿叶，殊非比类。陈藏器曰：钩吻乃野
葛之别名，二物全不相似，不知陶公凭何说此？是可见黄精之
内本无钩吻，不必疑也。

肉苁蓉七

味甘咸，微辛酸，气微温。味重阴也，降也，其性滑。以
其味重而甘温，故助相火，补精与阳，益子嗣，治女人血虚不
孕，暖腰膝，坚筋骨，除下焦寒痛，以其补阴助阳，故禁虚寒
遗沥泄精，止血崩溺血；以其性滑，故可除茎中寒热涩痛，但
骤服反动大便。若虚不可攻，而大便闭结不通者，洗淡，暂用
三四钱，一剂即通，神效。

丹参八

味微苦、微甘、微涩，性微凉，无毒。反藜芦。能养血活血，生新血，行宿血，故能安生胎，落死胎；血崩带下可止，经脉不匀可调。此心脾肝肾血分之药，所以亦能养阴定志，益气解烦，疗眼疼脚痹，通利关节，及恶疮疥癣，赤眼丹毒，排脓止痛，长肉生肌。

远志九

味微苦、微辛，气温，阳也，升也。制以甘草汤，浸一宿，晒干炒用。功专心肾，故可镇心止惊，辟邪安梦，壮阳益精，强志助力。以其气升，故同人参、甘草、枣仁，极能举陷摄精，交接水火。但可为佐，用不宜多。神气上虚者所宜，痰火上实者当避。

巴戟天十

味甘微温，阴中阳也。虽曰足少阴肾经之药，然亦能养心神，安五脏，补五劳，益志气，助精强阴。治阴痿不起，腰膝疼痛，及夜梦鬼交，遗精溺浊，小腹阴中相引疼痛等证。制宜酒浸，去心微炒，或滚水浸剥亦可。

仙茅十一

味辛，温，有小毒，阳也。能助神明，强筋骨，益肌肤，培精血，明耳目，填骨髓，开胃消食，助益房事，温利五脏，补暖腰脚。此西域婆罗门僧献方于唐明皇，服之有效，久秘而后得传。按：许真君书云：仙茅久服，可以长生。其味甘能养肉，辛能养节，苦能养气，咸能养骨，滑能养肤，酸能养筋，宜和苦酒服之，必效也。然仙茅性热，惟阳弱精寒，禀赋素怯者宜之，若体壮相火炽盛者，服之大能动火，不可不察。凡制用之法，于八九月采得，用竹刀刮去黑皮，切如豆粒，糯米泔浸两宿，去赤汁，用酒拌蒸之，从巳至亥，制之极熟，自无毒矣。然后曝干捣筛，熟蜜丸桐子大，每空心酒饮任下二三十丸。忌食牛乳及黑牛肉，恐减药力也。若随群补药中为丸服之，无所不可。

天麻十二　一名赤箭，一名定风草。

味辛，平，阴中有阳，治风虚眩晕头旋，眼黑头痛，诸风湿痹，四肢拘挛，利腰膝，强筋骨，安神志，通血脉，止惊恐恍惚，杀鬼精虫毒及小儿风痫惊气。然性懦力缓，用须加倍，或以别药相佐，然后见功。

沙参十三　反藜芦　一名铃儿草。

味微甘苦，气味俱轻，性微寒。能养肝气，治多眠，除邪热，益五脏阴气，清肺凉肝，滋养血脉，散风热瘙痒、头面肿痛，排脓消肿，长肌肉，止惊烦，除疝痛。然性缓力微，非堪大用。易老云：人参补五脏之阳，沙参补五脏之阴。特以其甘凉而和，补中清火，反而言之，故有是论。若云对待人参，则相去远矣。

玄参 十四　反藜芦

味苦甘微咸，气寒。此物味苦而甘，苦能清火，甘能滋阴。以其味甘，故降性亦缓。《本草》言其惟入肾经，而不知其尤走肺脏，故能退无根浮游之火，散周身痰结热痈，逐颈项咽喉痹毒、瘰疬结核，驱男女传尸，烦躁骨蒸，解温疟寒热往来，治伤寒热斑支满，亦疗女人产乳余疾，或肠中血瘕热癥，并疗劳伤痰嗽热烦，补肾滋阴，明目解渴。

茅根 十五　即白茅。

味甘凉，性纯美，能补中益气，此良药也。善理血病，凡吐血衄血，瘀血血闭，及妇人经水不调，崩中漏下。且通五淋，除客热，止烦渴，坚筋骨，疗肺热哕逆喘急，解酒毒及黄疸水肿，久服大是益人。若治痈疽疖毒，及诸毒、诸疮、诸血，或用根捣敷，或用此煮汁调敷毒等，药或以酒煮服，无不可也。茅有数种，处处有之，惟白者为胜，春生芽，布地如针，故曰茅针，可以生啖，甚益小儿，功用亦同。

淫羊藿 十六

味甘，气辛，性温，乃手足阳明少阴、三焦命门药也。主阳虚阳痿，茎中作痛，化小水，益精气，强志意，坚筋骨，暖下部一切冷风劳气，筋骨拘挛。补腰膝、壮真阴，及年老昏耄，中年健忘。凡男子阳衰，女子阴衰，艰于子嗣者，皆宜服之。服此之法，或单用浸酒，或兼佐丸散，无不可者。制法：

每择净一斤，以羊脂四两，同炒油尽用之。

苦参十七

味苦性寒。反藜芦。沉也，阴也，乃足少阴肾经之药。能祛积热黄疸，止梦遗带浊，清小便，利水，除痈肿，明目止泪，平胃气，能令人嗜食，利九窍，除伏热狂邪，止渴醒酒，疗恶疮斑疹疥癞，杀疳虫及毒风烦躁脱眉。炒黄为末，米饮调服，治肠风下血热痢。

贝母十八　反乌头

味苦，气平，微寒。气味俱轻，功力颇缓，用须加倍，善解肝脏郁愁，亦散心中逆气，祛肺痿肺痈、痰脓喘嗽。研末，沙糖为丸，含咽最佳。降胸中因热结胸，及乳痈流痰结核。若足生人面诸疮，烧灰油调频敷。产难胞衣不出，研末用酒和吞。亦除瘕疝、喉痹、金疮；并止消渴烦热，赤眼翳膜堪点，时疾黄疸能驱。又如半夏、贝母，俱治痰嗽，但半夏兼治脾肺，贝母独善清金；半夏用其辛，贝母用其苦；半夏用其温，贝母用其凉；半夏性速，贝母性缓；半夏散寒，贝母清热。性味阴阳，大有不同，俗有代用者，其谬孰甚！

土贝母十九　反乌头

味大苦，性寒。阴也，降也，乃手太阴少阳、足阳明厥阴之药。大治肺痈肺痿、咳喘、吐血衄血，最降痰气，善开郁结，止疼痛，消胀满，清肝火，明耳目，除时气烦热，黄疸淋闭，便血溺血，解热毒，杀诸虫，及疗喉痹瘰疬，乳痈发背，一切痈疡肿毒，湿热恶疮，痔漏金疮出血，火疮疼痛。为末可敷，煎汤可服，性味俱厚，较之川贝母，清降之功不啻数倍。

山慈菇二十　一名金灯龙。

味甘微辛，有小毒。治痈疡疔肿疮瘘，瘰疬结核，破皮攻毒，俱宜醋磨敷之。除黔斑，剥人面皮，宜捣汁涂之。并治诸毒虫毒，蛇虫狂犬等伤，或用酒调服，或干掺之。亦治风痰痫疾，以茶清研服，取吐可愈。

柴胡二一

味苦微辛，气平微寒。气味俱轻，升也，阳中之阴。用此者，用其凉散，平肝之热，入肝、胆、三焦、心胞四经。其性凉，故解寒热往来，肌表潮热，肝胆火炎，胸胁痛结，兼治疮疡，血室受热；其性散，故主伤寒邪热未解，温疟热盛，少阳头痛，肝经郁证。总之，邪实者可用，真虚者当酌其宜。虽引清气上升，然升中有散，中虚者不可散，虚热者不可寒，岂容误哉！兼之性滑，善通大便，凡溏泄脾薄者，当慎用之；热结不通者，用佐当归、黄芩，正所宜也。愚谓柴胡之性，善泄善散。所以大能走汗，大能泄气，断非滋补之物，凡病阴虚水亏而孤阳劳热者，不可再损营气，盖未有用散而不泄营气者，未有动汗而不伤营血者。营即阴也，阴既虚矣，尚堪再损其阴否？然则用柴胡以治虚劳之热者，果亦何所取义耶？观寇宗奭《衍义》曰：柴胡，《本经》并无一字治劳，今人治劳方中，鲜有不用者。呜呼！凡此误世甚多。尝原病劳之人，有一种脏本虚损，复受邪热者，当须斟酌用之，如《经验方》中治劳青蒿煎之用柴胡，正合宜耳。若或无邪，得此愈甚，虽致死人亦不怨，目击甚多。《日华子》又谓补五劳七伤，《药性论》亦谓治劳乏羸瘦，若此等病，苟无实热，医者执而用之，不死何待？注释《本草》一字不可忽，盖万世之后，所误无穷，可不谨哉？观此寇氏之说，其意专在邪热二字，谓但察有邪无邪，以决可用不可用，此诚得理之见，而复有非之者，抑又何也？即在王海藏亦曰：苟无实热而用柴胡，不死何待？凡此所见略同，用者不可不察。

桔梗二二 　一名荠苨。

味苦微辛，气微凉。气轻于味，阳中有阴，有小毒，其性浮。用此者，用其载药上升，故有舟楫之号，入肺、胆、胸膈、上焦。载散药表散寒邪；载凉药清咽疼喉痹，亦治赤白肿痛；载肺药解肺热肺痈，鼻塞唾脓咳嗽；载痰药能消痰止呕，亦可宽胸下气。引大黄可使上升，引青皮平肝止痛。能解中恶蛊毒，亦治惊痫怔忡。若欲专用降剂，此物不宜同用。

防风二三

味甘辛，气温。升也，阳也。用此者，用其气平散风。虽膀胱脾胃经药，然随诸经之药，各经皆至。气味俱轻，故散风邪，治一身之痛，疗风眼，止冷泪。风能胜湿，故亦去湿，除遍体湿疮。若随实表补气诸药，亦能收汗，升举阳气，止肠风下血崩漏。然此风药中之润剂，亦能走散上焦元气，误服久服，反能伤人。

细辛二四　反藜芦，忌生菜。

味大辛，气温，气味俱厚，升也，阳也，有小毒。用此者，用其温散。善祛阴分之寒邪，除阴经之头痛，益肝温胆利窍，逐诸风湿痹，风痫瘀疟，鼻齆不闻香臭，开关通窍，散风泪目疼。口臭牙虫，煎汤含漱。过服亦散真气，不可不知。此味辛甚，故能逐阴分之邪，阴分且然，阳分可知，旧云少阴、厥阴之药，然岂有辛甚而不入阳分者？但阳证忌热，用当审之。

羌活二五

味微苦，气辛微温，升也，阳也。用此者，用其散寒定痛。能入诸经，太阳为最。散肌表之寒邪，利周身项脊之疼痛，排太阳之痈疽，除新旧之风湿。缘非柔懦之物，故能拨乱反正。惟其气雄，大能散逐，若正气虚者忌用之。

独活二六

味苦，气香，性微凉。升中有降，善行滞气，故入肾与膀胱两经，专理下焦风湿，两足痛痹，湿痒拘挛，或因风湿而齿痛，头眩喘逆，奔豚疝瘕，腰腹疼痛等证，皆宜用之。

升麻二七

味微苦，气平，气味俱轻浮而升，阳也。用此者，用其升散提气，乃脾、胃、肺与大肠四经之药。善散阳明经风寒，肌表邪热，提元气之下陷，举大肠之脱泄，除阳明瘟疫表邪，解肤腠风热斑疹。引石膏除齿牙臭烂肿痛，引葱头去阳明表证头疼，佐当归、肉苁蓉可通大便结燥。凡痈疽痘疹，阳虚不能起发，及泻痢崩淋，梦遗脱肛，阳虚下陷之类，用佐补剂，皆所宜也。若上实气壅，诸火炎上，及太阳表证，皆不宜用。且其味苦气散，若血气太虚，及水火无根者，并不可用。

前胡二八

味苦气寒，降也，阴中微阳。去火痰实热；开气逆结滞，转筋霍乱；除胸中痞满，气喘呕逆，咳嗽烦闷；治伤寒寒热，风热头疼；解婴儿疳热。

延胡索二九

味苦微辛，气微温，入肝脾二经，善行滞气，破滞血，血中气药。故能止腹痛，通经，调月水淋滞，心气疼痛，破癥癖跌仆凝瘀，亦善落胎，利小便，及产后逆血上冲。俱宜以酒煮服，或用酒磨服亦可。然性惟破气逐血，必真有血逆气滞者方可用。若产后血虚，或经血枯少不利，气虚作痛者，皆大非所宜。

紫草三十

味苦性寒，此手厥阴、足厥阴血分之药。性寒而利，能凉血滑血，通利二便，故痘疹家宜用之。凡治痘疹，无论未出已出，但血热毒盛，或紫或黑，而大便秘结者，宜用之。若已出

红活，不紫不黑，而大便如常通利者，即不可用。故曾世荣
《活幼心书》云：紫草性寒，小儿脾气实者犹可用，脾气虚者
反能作泻。又若古方惟用其茸，亦取其气轻味薄，而有清凉升
发之功也。此外，可用以解黄疸，消肿胀，及一切斑疹恶疮，
亦以其能利九窍，通水道，去湿凉血而然也。

白及 三一

味苦涩，性收敛，微寒。反乌头。能入肺止血，疗肺痈肺
痿。治痈疽败烂恶疮，刀箭汤火损伤，生肌止痛，俱可为末敷
之。凡吐血不能止者，用白及为末，米饮调服即效。

三七 三二

味甘气温，及阳明、厥阴血分之药，故善止血散血定痛。
凡金刃刀箭所伤，及跌仆杖疮血出不止，嚼烂涂之，或为末掺
之，其血即止。亦治吐血衄血、下血血痢、崩漏、经水不止、
产后恶血不下，俱宜自嚼，或为末，米饮送下二三钱。若治虎
咬蛇伤等证，俱可服可敷。

叶之性用与根大同，凡折伤跌仆出血，敷之即止，青肿
亦散。

白鲜皮 三三

味苦寒，性燥而降，乃手足太阴阳明之药。解热黄、酒
黄、急黄、谷黄、劳黄，通关节九窍，利血脉小水，治时行大
热饮水，狂躁叫呼，及妇人阴中肿痛，小儿风热惊痫。尤治一

切毒风风疮，疥癣赤烂，杨梅疮毒，眉发脱落。此虽善理疮疡，而实为诸黄、风痹要药。

秦艽 三四

味苦，性沉寒，沉中有浮，手足阳明清火药也。治风寒湿痹，利小水，疗通身风湿拘挛，手足不遂，清黄疸，解温疫热毒，除口噤牙疼口疮，肠风下血，及虚劳骨蒸发热，潮热烦渴，及妇人胎热，小儿疳热瘦弱等证。

地榆 三五

味苦微涩，性寒而降。既清且涩，故能止吐血衄血，清火明目，治肠风血痢，及妇人崩漏下血，月经不止，带浊痔漏，产后阴气散失；亦敛盗汗，疗热痞，除恶肉，止疮毒疼痛。凡血热者当用，虚寒者不相宜也。作膏可贴金疮；捣汁可涂虎犬蛇虫伤毒，饮之亦可。

黄芩 三六

味苦气寒，气轻于味，可升可降，阴中微阳，枯者善于入肺，实者善入大肠，欲其上者酒炒，欲其下者生用。枯者清上焦之火，消痰利气，定喘嗽，止失血，退往来寒热、风热湿热头痛，解瘟疫，清咽，疗肺痿肺痈，乳痈发背；尤祛肌表之热，故治斑疹鼠瘘，疮疡赤眼。实者凉下焦之热，能除赤痢，热蓄膀胱，五淋涩痛，大肠闭结，便血漏血。胎因火盛不安，酌佐砂仁、白术；腹因火滞为痛，可加黄连、厚朴。大肠无火滑泄者，最当慎用。

黄连三七

味大苦，气大寒。味厚气薄，沉也，降也，降中微升，阴中微阳。专治诸火，火在上，炒以酒；火在下，炒以童便。火而呕者炒以姜汁；火而伏者炒以盐汤。同吴茱萸炒，可以止火痛；同陈壁土炒，可止热泻。同枳实用，可消火胀；同天花粉用，能解烦渴。同木香丸，和火滞下痢腹痛；同吴茱萸丸，治胃热吐吞酸水。总之，其性大寒，故惟平肝凉血，肃胃清肠凉胆，止惊痫，泻心除痞满。上可治吐血衄血，下可治肠澼便红。疗妇人阴户肿痛，除小儿食积热疳，杀蛔虫，消恶疮痈肿，除湿热郁热，善治火眼，亦消痔漏。解乌附之热，杀巴豆之毒。然其善泻心脾实火，虚热妄用，必致格阳，故寇宗奭曰：虚而冷者，慎勿轻用。王海藏曰：夏月久血痢，不用黄连，阴在内也。景岳曰：人之脾胃，所以盛载万物，发生万物，本象地而属土。土暖则气行而燥，土寒则气凝而湿，土燥则实，土湿则滑，此天地间不易之至理。黄连之苦寒若此，所以过服芩连者，无不败脾。此其湿滑，亦自明显易见。独因陶弘景《别录》中有调胃厚肠之一言，而刘河间复证之曰：诸苦寒药多泄，惟黄连、黄柏性冷而燥。因致后世视为奇见，无不谓黄连性燥而厚肠胃，凡治泻痢者，开手便是黄连，不知黄连、黄柏之燥，于何见之？呜呼！一言之谬，流染若此，难洗若此，悖理惑人，莫此为甚。虽曰黄连治痢亦有效者，然必其素禀阳脏，或多纵口腹，湿热为痢者，乃其所宜。且凡以纵肆不节而血气正强者，即或误用，未必杀人，久之邪去亦必渐愈，而归功黄连，何不可也？此外则凡以元气素弱伤脾患痢，或本无火邪而寒湿动脾者，其病极多，若妄用黄连，则脾肾日败，百无一生。凡患痢而死者，率由此类，可不寒心？余为此言，而人有未必信者，多以苦燥二字有未明耳，故余于《传忠录》辨河间条中，复详言苦味之理，以俟卫生仁者再为赞正，庶是非得明，而民生有攸赖矣。道书言：服黄连犯猪肉，令人泄泻。

胡黄连三八

味大苦，大寒。其性味功用，大似黄连。能凉肝明目，治骨蒸劳热、三消、吐血衄血、五心烦热；疗妇人胎热、虚惊热痢、及小儿疳热惊痫，浸人乳点目甚良。

知母三九

味苦，寒，阴也。其性沉中有浮，浮则入手太阴、手少阴，沉则入足阳明、足厥阴、足少阴也。故其在上，则能清肺止渴，却头痛，润心肺，解虚烦喘嗽，吐血衄血，去喉中腥臭；在中则能退胃火，平消瘅；在下则能利小水，润大便，去膀胱肝肾湿热，腰脚肿痛，并治痨瘵内热，退阴火，解热淋崩浊。古书言：知母佐黄柏，滋阴降火，有金水相生之义。盖谓黄柏能制膀胱命门阴中之火，知母能消肺金制肾水化源之火，去火可以保阴，是即所谓滋阴也，故洁古、东垣皆以为滋阴降火之要药。继自丹溪而后，则皆用以为补阴，诚大谬矣。夫知母以沉寒之性，本无生气，用以清火则可，用以补阴则何补之有？第其阴柔巽顺，似乎有德，倘元气即亏，犹欲借此以望补益，是亦犹小人在朝，而国家元气日受其削，有阴移焉而莫之觉者，是不可不见之真而辨之早也。

龙胆草四十

味大苦，大寒，阴也，沉也，乃足厥阴、少阳之正药。大能泻火，但引以佐使，则诸火皆治。故能退骨蒸疳热，除心火惊痫狂躁、胃火烦热、黄疸、咽喉肿痛、肝肾膀胱伏火、小水淋闭、血热泻痢、下焦湿热痈肿、疮毒疼痛、妇人血热崩淋、小儿热疳客忤，去目黄睛赤肿痛，杀蛊毒肠胃诸虫及风热盗汗。凡肝肾有余之火，皆其所宜。

隰草部

地黄^{四一}

生地黄，味苦甘，气凉。气薄味厚，沉也，阴也。鲜者更凉，干者微凉。能生血补血，凉心火，退血热，去烦躁骨蒸，热痢下血，止呕血衄血、脾中湿热，或妇人血热而经枯，或上下三消而热渴。总之，其性颇凉，若脾胃有寒者，用宜斟酌。

熟地黄，味甘微苦，味厚气薄，沉也，阴中有阳。本草言其入手足厥、少阴经，大补血衰，滋培肾水，填骨髓，益真阴，专补肾中元气，兼疗藏血之经，此虽泛得其概，亦岂足以尽是之妙。夫地黄产于中州沃土之乡，得土气之最厚者也。其色黄，土之色也；其味甘，土之味也。得土之气，而曰非太阴、阳明之药，吾弗信也。惟是生者性凉，脾胃喜暖，故脾阳不足者，所当慎用；至若熟则性平，禀至阴之德，气味纯静，故能补五脏之真阴，而又于多血之脏为最要，得非脾胃经药耶？

且夫人之所以有生者，气与血耳。气主阳而动，血主阴而静。补气以人参为主，而芪、术但可为之佐；补血以熟地为主，而芎、归但可为之佐。然在芪、术、芎、归，则又有所当避，而人参、熟地，则气血之必不可无。故凡诸经之阳气虚者，非人参不可；诸经之阴血虚者，非熟地不可。人参有健运之功，熟地禀静顺之德，此熟地之与人参，一阴一阳，相为表里，一形一气，互主生成，性味中正，无逾于此，诚有不可假借而更代者矣。

凡诸真阴亏损者，有为发热，为头疼，为焦渴，为喉痹，为嗽痰，为喘气；或脾肾寒逆为呕吐，或虚火载血于口鼻，或水泛于皮肤，或阴虚而泄利，或阳浮而狂躁，或阴脱而仆地。阴虚而神散者，非熟地之守不足以聚之；阴虚而火升者，非熟地之重不足以降之；阴虚而躁动者，非熟地之静不足以镇之；阴虚而刚急者，非熟地之甘不足以缓之。阴虚而水邪泛滥者，舍熟地何以自制？阴虚而真气散失者，舍熟地何以归源？阴虚而精血俱损，脂膏残薄者，舍熟地何以厚肠胃？

且犹有最玄最妙者，则熟地兼散剂方能发汗，何也？以汗化于血，而无阴不作汗也；熟地兼温剂始能回阳，何也？以阳生于下，而无复不成乾也。然而阳性速，故人参少用亦可成功；阴性缓，熟地非多难以奏效。而今人有畏其滞腻者，则崔氏何以用肾气丸而治痰浮？有畏其滑泽者，则仲景何以用八味丸而医肾泄？有谓阳能生阴，阴不能生阳者，则阴阳之理，原自互根，彼此相须，缺一不可，无阳则阴无以生，无阴则阳无以化，故《内经》曰：精化为气，得非阴亦生阳乎？孰谓阳之能生，而阴之不能长也。

又若制用之法，有用姜汁拌炒者，则必有中寒兼呕而后可；有用砂仁制者，则必有胀满不行而后可；有用酒拌炒者，则必有经络壅滞而后可。使无此数者，而必欲强用制法，是不知用熟地者正欲用其静重之妙，而反为散动以乱其性，何异画蛇而添足？

今之人即欲用之补阴，而必兼以渗利，则焉知补阴不利水，利水不补阴，而补阴之法不宜渗？即有用之补血，而复疑其滞腻，则焉知血虚如燥土，旱极望云霓，而枯渴之阳极喜滋。设不明此，则少用之尚欲兼之以利，又孰敢单用之而任之以多？单用而多且不敢，又孰敢再助以甘而尽其所长？是又何异因噎而废食也？嗟！嗟！熟地之功，其不申于时用者久矣。其有不可以笔楮尽者尚多也，余今特表而出之，尚祈明者之自悟焉。

牛膝 四二

味苦甘，气微凉，性降而滑，阴也。忌牛肉，酒渍，咬咀，走十二经络，助一身元气。主手足血热痿痹，血燥拘挛；通膀胱涩秘，大肠干结；补髓填精，益阴活血；治腰膝酸疼，滋须发枯白。其性下走如奔，故能通经闭，破血癥，引诸药下降，同麝香用，堕胎尤速。凡脏寒便滑，下元不固者，当忌用之。

麦门冬 四三

味甘微苦，性微寒，降也，阳中阴也。去心用，恐令人烦，其味甘多苦少，故上行心肺，补上焦之津液，清胸膈之渴烦，解火炎之呕吐，退血燥之虚热；益精滋阴，泽肌润结；肺痿肺痈，咳唾衄血；经枯乳汁不行，肺干咳嗽不绝；降火清心，消痰补怯。复脉须仗人参，便滑中寒者勿设。

续断 四四

川者色灰黑，尖瘦多芦，形如鸡脚，皮断而皱者是。味苦

而涩，苦重涩轻，气微凉；他产者，味甘微辛涩少。用川者
良。凡用此者，用其苦涩。其味苦而重，故能入血分，调血
脉，消肿毒乳痈、瘰疬痔瘘，治金损跌伤，续筋骨血脉；其味
涩，故能止吐血衄血、崩淋胎漏、便血溺血，调血痢，缩小
便，止遗精带浊。佐之以甘，如甘草、地黄、人参、山药之
类，其效尤捷。

蜀葵子四五

味甘性寒。能利小水，通淋闭，消水肿，润大肠，催生落
胎，通乳汁，亦治一切疮疥，并瘢疵赤靥。苗叶可作菜茹，古
以葵为五菜之主，今不复用之矣。

黄葵花　性滑利，与蜀葵大同。若治诸恶疮脓水久不瘥
者，用花为末，敷之即愈，为疮家要药。浸油可涂汤火疮。

车前子四六　即芣苢。

味甘微咸，气寒，入膀胱、肝经。通溺管热淋涩痛，祛风
热目赤翳膜，利水，能除湿痹。性滑极善催生，兼治湿热泻
痢，亦去心胸烦热。

根叶　生捣汁饮，治一切溺血、衄血、热痢，尤逐气癃
利水。

白蒺藜四七

味苦微辛微甘，微凉。能破癥瘕结聚，止遗溺泄精，疗肺
痿肺痈，翳膜目赤，除喉痹癣疥痔瘰癥风，通身湿烂恶疮。乳

岩带下俱宜，催生止烦亦用。凉血养血，亦善补阴。用补宜炒熟去刺，用凉宜连刺生捣，去风解毒，白者最良。

沙苑蒺藜性亦大同。若用固精补肾，止遗沥溺血，缩小便，止烦渴，去燥热，则亦可用此。

红花 四八

味甘微苦微辛，气微凉，阴中微阳，惟入血脉，多用女科。少用可活血引经，多用能破血通瘀。可下死胎，亦疗血晕。达痘疮血热难出，散斑疹血滞不消。润燥活血，止痛通经，亦消肿毒。

紫菀 四九

味苦平微辛。辛能入肺，苦能降气，故治咳嗽上气痰喘。惟肺实气壅，或火邪刑金而致咳唾脓血者，乃可用之；若以劳伤肺肾，水亏金燥而咳喘失血者，则非所宜。观陶氏《别录》，谓其补不足，治五劳体虚，其亦言之过也。

甘菊花 五十

白菊花根善利水，捣汁和酒服之，大治癃闭。味甘色黄者，能养血散风，去头目风热、眩晕疼痛、目中翳膜、及遍身游风风疹。作枕明目，叶亦可用。

味苦者性凉，能解血中郁热，清头目，去风热眼目肿痛流泪；根叶辛香，能消痈毒，止疼痛。

野菊花五一　一名苦薏。

根叶茎花皆可同用。味苦辛。大能散火散气，消痈毒疗肿瘰疬，眼目热痛，亦破妇人瘀血。孙氏治痈毒方，用野菊连根叶捣烂酒煎，热服取汗，以渣敷之；或同苍耳捣汁，以热酒冲服。冬月用干者煎服，或为末酒服亦可。

豨莶五二

味苦，气微寒，有小毒。此物气味颇峻，善逐风湿诸毒。用蜜酒层层和洒，九蒸九曝，蜜丸，空心酒吞，多寡随宜。善治中风口眼歪斜，除湿痹腰脚痿痛麻木。生者酒煎，逐破伤风危急如神。散撒麻疔恶毒，恶疮浮肿，虎伤狗咬，蜘蛛虫毒，或捣烂封之，或煎汤，或散敷并良。其扫荡功力若此。似于元气虚者非利。

益母草五三　子名茺蔚。

味微苦微辛，微寒，性滑而利。善调女人胎产诸证，故有益母之号。能去死胎，滑生胎，活血凉血行血，故能治产难胎衣不下，子死腹中，及经脉不调，崩中漏下，溺血泻血瘀血等证。然惟血热血滞，及胎产艰涩者宜之，若血气素虚兼寒，及滑陷不固者，皆非所宜，不得以其益母之名，谓妇人所必用也；盖用其滑利之性则可，求其补益之功则未也。《本草》言其久服益精轻身，诚不足信。此外如退浮肿，下水气，及打扑瘀血，通大小便之类，皆以其能利也。若治疗肿乳痈，丹毒恶毒，则可捣汁饮之，其渣亦可敷贴。

子名茺蔚，功用略同，但子味微甘，稍温，故能凉血补血，亦益阴气明目。

瞿麦五四

味苦，微寒，降也，性滑利。能通小便，降阴火，除五淋，利血脉。兼凉药亦消眼目肿痛，兼血药则能通经破血下胎，凡下焦湿热疼痛诸病，皆可用之。

茵陈五五

味苦微辛微寒，阴中微阳，入足太阳经。用此者，用其利湿逐热，故能通关节，解热滞，疗天行时疾，热狂头痛，利小水。专治黄疸，宜佐栀子。黄而湿者多肿，再加渗利；黄而燥者干涩，再加凉润。只有阴黄一证，因以中寒不运，此非所宜。又解伤寒瘴疟火热。散热痰风热疼痛，湿热为痢，尤其所宜。

青蒿五六

味苦微辛，性寒，阴中有阳，降中有散。主肝、肾、三焦、血分之病，疗阴火伏留骨节，故善治骨蒸劳热，尸疰鬼气，降火滋阴，润颜色，长毛发，治疟疾寒热，杀虫毒，及恶疮湿疥。生捣可敷金疮，止血止痛。

款冬花五七

味微甘微辛而温，其气浮，阳也，入手太阴经。能温肺气，故疗咳嗽，及肺痈肺痿咳唾脓血。寇宗奭曰：有人病嗽多日，或教以燃款冬花三两，于无风处以笔管吸其烟，满口则咽之，数日果效。

麻黄五八

味微苦微涩，气温而辛，升也，阳也。此以轻扬之味，而兼辛温之性，故善达肌表，走经络，大能表散风邪，祛除寒毒，一应瘟疫疟疾。瘴气山岚，凡足三阳表实之证，必宜用之。若寒邪深入少阴、厥阴筋骨之间，非用麻黄、官桂不能逐也。但用此之法，自有微妙，则在佐使之间，或兼气药以助力，可得卫中之汗；或兼血药以助液，可得营中之汗；或兼温药以助阳，可逐阴凝之寒毒；或兼寒药以助阴，可解炎热之瘟邪。此实伤寒阴疟家第一要药，故仲景诸方以此为首，实千古之独得者也。今见后人多有畏之为毒药而不敢用，又有谓夏月不宜用麻黄者，皆不达可哂也。虽在李氏有云：若过发则汗多亡阳；若自汗表虚之人用之则脱人元气，是皆过用及误用而然；若阴邪深入，则无论冬夏，皆所最宜，又何过之有？此外如手太阴之风寒咳嗽，手少阴之风热斑疹，足少阴之风水肿胀，足厥阴之风痛目痛，凡宜用散者，惟斯为最。然柴胡、麻黄俱为散邪要药，但阳邪宜柴胡，阴邪宜麻黄，不可不察也。制用之法，须折去粗根，入滚汤中煮三五沸，以竹片掠去浮沫，晒干用之。不尔，令人动烦。

麻黄根

味甘，平，微苦微涩。同甘敛药煎服，可以止汗。同牡蛎粉、米粉，或用旧蕉扇杵末，等份，以生绢袋盛贮，用扑盗汗或夏月多汗，用之俱佳。

萱草五九　一名忘忧，一名宜男，一名鹿葱。

萱草者，《诗》作谖草。凡树此玩此者，可解忧思，故名忘忧；烹食其苗，气味如葱，而鹿喜食之，故名鹿葱；妇人佩其花则生男，故名宜男；花叶气味甘而微凉，故能去湿热，利小便赤涩，除烦渴酒湿黄疸，安五脏，利胸膈，令人和悦，亦能明目。

根，治沙淋带浊，利水气，解酒疸，宜捣汁服之。治吐血衄血，研汁一大盏，和姜汁细细呷之；治吹乳、乳痈肿痛，须擂酒服，以渣封之。

连翘六十

味苦微辛，气微寒，气味俱薄，轻清而浮，升也，阳中有阴。入手少阴、手足少阳、阳明。泻心经客热，降脾胃湿热，去寸白、蛔虫，通月水五淋。以其味苦而轻，故善达肌表，散鼠瘘、瘰疬、瘿瘤、结热、蛊毒、痈毒、斑疹，治疮疖，止痛消肿排脓，疮家号为圣丹；以其辛而能散，故又走经络，通血凝，气滞结聚，所不可无。

旋覆花六一

味苦甘微辛，阴也，降也，乃手太阴肺经、手阳明大肠经药。开结气，降痰涎，通水道，消肿满。凡气壅湿热者宜之。但其性在走散，故凡见大肠不实及气虚阳衰之人，皆所忌用。

鼠黏子 六二　一名牛蒡子，一名大力子。

味苦辛，降中有升。治风毒斑疹诸瘘，散疮疡肿毒喉痹及腰膝凝寒痹滞之气，以其善走十二经而解中有散也。

决明 六三

味微苦微甘，性平微凉，力薄。治肝热风眼，赤而多泪，及肝火目昏，可为佐使，惟多服久服，方可得效。或作枕用，治头风，明目，其功胜于黑豆。

葶苈 六四

味苦，大寒，沉也，阴也，气味俱厚，有毒。善逐水气，不减大黄，但大黄能泄血闭，葶苈能泄气闭，气行而水自行也。若肺中水气膹满胀急者，非此不能除。然性急利甚，凡涉气虚者，不可轻用。《淮南子》曰：大戟去水，葶苈愈胀，用之不慎，乃反成病。即此谓也。第此有甜苦二种，虽曰为甜，然亦非真甜，但稍淡耳。稍淡者，其性亦稍缓。

夏枯草 六五

味微苦微辛，气浮而升，阴中阳也。善解肝气，养肝血，故能散结开郁，大治瘰疬鼠瘘，乳痈瘿气，并治头疮目疾。楼全善云：夏枯草治目珠痛，至夜则甚者，神效；或用苦药点眼反甚者，亦神效。一男子目珠痛，至夜则重，用黄连点之更甚；诸药不效，乃用夏枯草二两，香附二两，甘草四钱，为末，每服一钱半，清茶调服，下咽即疼减，至四五服，良愈也。

苍耳子六六　一名羊负来。

味苦微甘。治头风寒痛，风湿周痹，四肢拘挛；去风明目，养血，暖腰膝，及瘰疬疮疥，亦治鼻渊。宜炒熟为末，白汤点眼一二钱，久之乃效。忌猪肉、马肉。

漏芦六七

味微咸，性寒，有小毒。主热毒恶疮瘰疬乳痈痔漏，排脓长肉，止金疮血出；亦下乳汁，通经脉，消赤眼，利小便，止溺血肠风，淋沥遗溺，及小儿壮热；疗跌仆损伤，可续筋骨。

刘寄奴六八

味苦，性温。能破瘀血，活新血，通妇人经脉、产后余血、损伤瘀血，下气，止心腹痛，及小便去血，俱可为散，或茶或酒调服。捣敷金疮出血不止，其效尤捷。用治汤火伤大效，但为末掺之。

萹蓄六九

味苦涩。利小便，除黄疸，杀三虫，去下部湿热浸淫阴蚀，疮疥痔漏。煮汁饮之，疗小儿蛔虫上攻心腹作痛大效。有海上歌云：心头急痛不能当，我有仙人海上方。萹蓄醋煎通口咽，管教时刻即安康。

青葙子七十　野鸡冠子也。

味微苦，微寒。能清肝火血热，故治赤眼，退赤障，消翳肿，镇肝明耳目，亦去风湿恶疮疥癞。

艾七一

味微苦，气辛，生用微温，熟用微热。能通十二经，而尤为肝脾肾之药。善于温中逐冷除湿，行血中之气、气中之滞。凡妇人血气寒滞者，最宜用之。故能安胎，止心腹痛，治带下血崩，暖腰膝，止吐血、下痢，辟风寒寒湿瘴疟、霍乱转筋，及一切冷气鬼气，杀蛔虫并下部䘌疮。或生用捣汁，或熟用煎汤；或用灸百病，或炒热敷熨，可通经络；或袋盛包裹，可温脐膝，表里生熟，俱有所宜。

佛耳草七二　一名鼠曲草。

味微酸，性温。大温肺气，止寒嗽，散痰气，解风寒寒热，亦止泄泻。铺艾卷作烟筒，用熏久嗽尤效。

蓝靛七三

蓝叶气味苦寒微甘。盖解百虫百药毒，及治天行瘟疫，热毒发狂，风热斑疹，痈疡肿痛，除烦渴，止鼻衄吐血，杀疳蚀、金疮箭毒。凡以热兼毒者，皆宜捣汁用之。

靛青乃蓝与石灰所成，性与蓝叶稍异，其杀虫止血，敷诸热毒热疮之功，似有胜于蓝叶者。

青黛味微咸而寒，性与靛青大同，解诸热毒虫毒，金疮热疮，或干掺，或以水调敷。若治诸热疮毒，或用马齿苋加青黛同捣敷之；若治天行头痛、瘟疫热毒，及小儿诸热、惊痫发热，并宜水研服之。

木贼七四

味微苦微甘，性温而升，阳也。性亚麻黄，故能发汗解肌，治伤寒疟疾，去风湿，散火邪，疗目疾，退翳障，止肠风下血下痢及妇人崩中带漏、月水不调，亦治风湿疝痛，大肠脱肛。

王不留行七五　一名金盏银台。

味苦，平，性滑利，乃阳明冲任血海药也。治风毒，通血脉，疗妇人难产及经滞不调，下乳汁，利小便，除风湿痹痛，止心烦鼻衄，发背痈疽疮瘘，游风风疹，出竹木刺，及金疮止血，亦能定痛。

海金沙七六

此草出黔中，七月收其全科，晒干，以杖击之，则细沙自茎叶中落。味甘性寒，乃小肠膀胱血分药也。善通利水道，解郁热湿热及伤寒热狂、小便癃闭肿满、热淋膏浊、血淋石淋、茎中疼痛，解诸热毒。或丸或散皆可用。

灯心草七七

味淡性平，能通水道涩结癃闭，治五淋，泻肺热，降心火，除水肿，止血，通阴气，散肿止渴。但用败席煮服更良。若治喉痹，宜烧灯草灰吹之；若治下疳疮，亦用烧灰，加轻粉、麝香为末掺之。

烟又七七

味辛气温，性微热，升也，阳也。烧烟吸之，大能醉人，用时惟吸一口或二口，若多吸之，令人醉倒，久而后苏，甚者以冷水一口解之即醒；若见烦闷，但用白糖解之即安，亦奇物也。吸时须开喉长吸咽下，令其直达下焦。其气上行则能温心肺，下行则能温肝脾肾。服后能使通身温暖微汗，元阳陡壮。用以治表，善逐一切阴邪寒毒、山岚瘴气、风湿邪闭腠理、筋骨疼痛，诚顷刻取效之神剂也；用以治里，善壮胃气，进饮食，祛阴浊寒滞，消膨胀宿食，止呕哕霍乱，除积聚诸虫，解郁结，止疼痛，行气停血瘀，举下陷后坠，通达三焦，立刻见效。此物自古未闻也，近自我明万历时始出于闽广之间。自后吴楚间皆种植之矣，然总不若闽中者，色微黄，质细，名为金丝烟者，力强气胜为优也。求其习服之始，则向以征滇之役，师旅深入瘴地，无不染病，独一营安然无恙，问其所以，则众皆服烟，由是遍传，而今则西南一方，无分老幼，朝夕不能间矣。余初得此物，亦甚疑贰，及习服数次，乃悉其功用之捷有如是者，因著性于此。然此物性属纯阳，善行善散，惟阴滞者用之如神；若阳盛气越而多躁多火，及气虚气短而多汗者，皆不宜用。或疑其能顷刻醉人，性必有毒，今彼处习服既久，初未闻其妨人者，抑又何耶？盖其阳气强猛，人不能胜，故下咽即醉，既能散邪，亦必耗气，理固然也。然烟气易散，而人气随复，阳性留中，旋亦生气，此其耗中有补，故人多喜服而未见其损者以此。后槟榔条中有说，当与此参阅。

芳草部

当归 七八

味甘辛，气温。气轻味重，可升可降，阴中有阳。其味甘而重，故专能补血；其气轻而辛，故又能行血。补中有动，行中有补，诚血中之气药，亦血中之圣药也。头止血上行，身养血中守，尾破血下流，全活血不走。大约佐之以补则补，故能养营养血，补气生精，安五脏，强形体，益神志，凡有形虚损之病，无所不宜；佐之以攻则通，故能祛痛通便，利筋骨，治拘挛瘫痪燥涩等证。营虚而表不解者，佐以柴、葛、麻、桂等剂，大能散表；卫热而表不敛者，佐以六黄之类，又能固表。惟其气辛而动，故欲其静者当避之，性滑善行大便不固者当避之；凡阴中火盛者，当归能动血，亦非所宜；阴中阳虚者，当归能养血，乃不可少，若血滞而为痢者，正所当用。其要在动、滑两字。若妇人经期血滞，临产催生，及产后儿枕作痛，俱当以此为君。小儿痘疹惊痫，凡属营虚者，必不可少。

川芎 七九

味辛微甘，气温，升也，阳也。其性善散，又走肝经，气中之血药也。反藜芦。畏硝石、滑石、黄连者，以其沉寒而制其升散之性也。芎归俱属血药，而芎之散动尤甚于归，故能散风寒，治头痛，破瘀蓄，通血脉，解结气，逐疼痛，排脓消肿，逐血通经。同细辛煎服，治金疮作痛。同陈艾煎服，验胎孕有无三四月后，服此微动者，胎也。以其气升，故兼理崩漏眩晕；以其甘少，故散则有余，补则不足。惟风寒之头痛，极宜用之，若三阳火壅于上而痛者，得升反甚。今人不明升降，而但知川芎治头痛，谬亦甚矣。多服久服，令人走散真气，能致暴亡，用者识之。

芍药八十　反藜芦

味微苦微甘略酸，性颇寒。气薄于味，敛降多而升散少，阴也。有小毒。白者味甘，补性多。赤者味苦，泻性多。生者更凉，酒炒微平。其性沉阴，故入血分，补血热之虚，泻肝火之实，固腠理，止热泻，消痈肿，利小便，除眼疼，退虚热，缓三消。诸证于因热而致者为宜。若脾气寒而痞满难化者忌用。止血虚之腹痛，敛血虚之发热。白者安胎热不宁，赤者能通经破血。此物乃补药中之稍寒者，非若极苦大寒之比。若谓其白色属金，恐伤肝木，寒伐生气，产后非宜，则凡白过芍药，寒过芍药者，又将何如？如仲景黑神散、芍药汤之类，非皆产后要药耶？用者还当详审。若产后血热而阴气散失者，正当用之，不必疑也。

丹皮八一

味辛苦，气微凉，气味俱轻，阴中阳也。赤者行性多，白者行性缓，入足少阴及手厥阴经。忌胡蒜。凉骨蒸无汗，散吐衄瘀血，除产后血滞寒热，祛肠胃蓄血癥坚，仍定神志，通月水，治惊搐风痫，疗痈肿住痛。总之，性味和缓，原无补性，但其微凉而辛，能和血凉血生血。除烦热，善行血滞，滞去而郁热自解，故亦退热。用此者，用其行血滞而不峻。

白豆蔻 八二

味辛，气温，味薄气厚，阳也。入脾肺两经，别有清爽之气。散胸中冷滞，温胃口止疼，除呕逆翻胃，消宿食膨胀，治噎膈，除疟疾，解酒毒，祛秽恶，能退翳膜，亦消痰气。欲其速效，嚼咽甚良，或为散亦妙。

肉豆蔻 八三

味苦辛而涩，性温，理脾胃虚冷，谷食不消；治大肠虚冷，滑泄不止。以其气香而辛，故能行滞止痛，和腹胀，治霍乱，调中下气，开胃进食，解酒毒，化痰饮，温胃逐虫，辟诸恶气，疗小儿胃寒伤乳吐泻。以其能固大肠，肠既固则元气不走，脾气自健，故曰理脾胃虚冷，而实非能补虚也。面包煨熟用，或锉如豆大，以干面拌炒熟，去面用之尤妙。盖但欲去其油而用其熟耳。

草果 八四 亦名草豆蔻。

味辛，性温热，阳也，浮也，入足太阴、阳明，能破滞气，除寒气，消食，疗心腹疼痛，解酒毒，治瘴疠寒疟，伤暑呕吐，泻痢胀满，反胃吐酸，开痰饮积聚噎膈，杀鱼肉毒，开郁燥湿，辟除口臭，及妇人恶阻气逆带浊。此有二种，惟建宁所产，辛香气和者佳。宜以面裹微火煨熟用之，或面拌炒熟亦可。滇广者气辛而臭，大能损人元气。

补骨脂 八五

味苦辛，气大温，性燥而降。能固下元，暖水脏，治下焦无火，精滑带浊，诸冷顽痹，脾肾虚寒而为溏泄下痢。以其暖肾固精，所以能疗腰膝酸疼，阴冷囊湿，缩小便，暖命门小腹，止腹中疼痛肾泄。以其性降，所以能纳气定喘，惟其气辛而降，所以气虚气短，及有烦渴眩晕者，当少避之，即不得已，用于丸中可也。忌羊肉、芸苔。

木香 八六

味苦辛，性温。气味俱厚，能升能降，阳中有阴，行肝脾肺气滞如神，止心腹胁气痛甚捷。和胃气，止吐泻霍乱；散冷气，除胀疼呃逆。治热痢可佐芩连，固大肠火煨方用。顺其气，癥积恶逆自除；调其气，安胎月经亦用。亦治疫疠温疟，亦杀蛊毒鬼精。若下焦气逆诸病，亦可缩小便，亦能通秘结，亦能止气逆之动血，亦能消气逆之痈肿。

藿香 八七

味辛微甘，气温。气味俱薄，阳也，可升可降。此物香甜不峻，善快脾顺气，开胃口，宽胸膈，进饮食，止霍乱呕吐，理肺化滞。加乌药等剂，亦能健脾；入四君同煎，能除口臭。亦疗水肿，亦解酒秽。

香附 八八

味苦辛微甘，气温。气味俱厚，阳中有阴，血中气药也。专入肝胆二经，兼行诸经之气。用此者，用其行气血之滞。童便炒，欲其下行；醋炒，则理气痛，开六郁，散寒邪，利三焦，行结滞，消饮食痰涎，痞满腹胀，胕肿脚气，止心腹肢体头目齿耳诸痛，疗霍乱吐逆，气滞泄泻，及吐血下血溺血，妇人崩中带下，经脉不调，胎前产后气逆诸病。因能解郁，故曰妇人之要药。然其味辛而动，若阴虚躁热而汗出血失者，概谓其要，则大误矣。此外，凡痈疽瘰疬疮疡，但气滞不行者，皆宜用之为要药。

砂仁 八九

味辛微苦，气温。和脾行气，消食逐寒，除霍乱，止恶心，消胀满，安气滞之胎，却腹痛，治脏寒之泻，止小便泄痢，快胸膈开痰，平气逆咳嗽，口齿浮热。止女子崩中，鬼气奔豚。欲其温暖，须用炒研。入肺、肾、膀胱，各随使引。亦善消化铜铁骨哽。

紫苏 九十

味辛，气温。气味香窜者佳。用此者，用其温散。解肌发汗，祛风寒甚捷；开胃下食，治胀满亦佳。顺气宜用，口臭亦辟，除霍乱转筋，祛脚气，通大小肠，消痰利肺，止痛温中，安胎定喘，解鱼蟹毒，治蛇犬伤。或作羹，或生食俱可。

梗　能顺气，其性缓，体虚者可用。

子　性润而降，能润大便，消痰喘，除五膈，定霍乱。顺气滞。

薄荷 九一

味辛微苦，气微凉。气味俱轻，升也，阳也。其性凉散，通关节，利九窍，乃手厥阴、太阴经药。清六阳会首，散一切毒风，治伤寒头痛寒热，发毒汗，疗头风脑痛，清头目咽喉口齿风热诸病，除心腹恶气胀满霍乱，下气消食消痰，辟邪气秽恶，引诸药入营卫，开小儿之风涎，亦治瘰疬、痈肿、疮疥、风瘙、瘾疹。作菜食之除口气，捣汁含漱，去舌苔语涩，揉叶塞鼻止衄血，亦治蜂螯蛇伤。病新痊者忌用，恐其泄汗亡阳。

荆芥 九二

味辛苦，气温。气厚味薄，浮而升，阳也。用此者，用其辛散调血。能解肌发表，退寒热，清头目，利咽喉，破结气，消饮食，通血脉，行瘀滞，助脾胃，辟诸邪毒气，醒酒逐湿，疗头痛头旋，脊背疼痛，手足筋急，瘫痪脚气，筋骨烦疼，风湿疝气，止下血血痢，崩淋带浊。若产后中风强直，宜研末酒服甚妙。捣烂醋调，敷疔疮肿毒最佳，亦鼠瘘、瘰疬、血风、疮疥必用之要药。

白芷 九三

味辛，气温。气厚味轻，升也，阳也。其性温散败毒，逐阳明经风寒邪热，止头痛头风头眩，目痛目痒泪出，散肺经风寒，皮肤斑疹燥痒，治鼻䶊鼻渊，齿痛眉棱骨痛，大肠风秘，肠风溺血。其气辛香达表，故治疮疡排脓止痒定痛，托痈疽、肺痈、瘰疬、痔瘘，长肉生肌。炒黑用之，提女人血崩，漏下赤白，血闭阴肿。欲去黯斑，宜以生用，可作面脂。亦治蛇伤砒毒，金疮伤损。

香薷 九四

味苦辛，气寒。气轻，能升能降。散暑热霍乱，中脘绞痛，小便涩难，清肺热，降胃火，除躁烦，解郁滞。为末水服，可止鼻䶊。煮汁顿饮，可除风热转筋，去口臭。湿热水肿者可消，中寒阴脏者须避之。

益智 九五

气味辛温。能调诸气，辟寒气，治客寒犯胃，暖胃和中，去心腹气滞疼痛，理下焦虚寒，温肾气，治遗精余沥梦泄，赤白带浊。及夜多小便者，取二十余枚，研碎，入盐少许，同煎服之，有奇验。此行阳退阴之药，凡脾寒不能进食，及三焦命门阳气衰弱者皆宜之。然其行性多，补性少，必兼补剂用之斯善。若单服多服，未免过于散气。

郁金 九六

味苦辛，气温。善下气，破恶血，去血积，止吐血䶊血，血淋溺血，及失心癫狂蛊毒。单用治妇人冷气血积，结聚气滞，心腹疼痛，及产后败血冲心欲死，或散或丸，或以韭汁、姜汁、童便、井花水俱可，随宜调服。若治痔漏肿痛，宜水调敷之。耳内肿痛，宜水调灌入，少顷倾出即可愈。

姜黄 九七

味苦辛，性热。善下气破血，除心腹气结气胀，冷气食积疼痛，亦治癥瘕血块，通月经，产后败血攻心，及扑损瘀血，祛邪辟恶，散风热，消痈肿。功与郁金稍同，而气味则尤烈。

泽兰 九八

味微苦微辛。善清血和血，治吐血衄血，疗妇人产前产后诸血不调。破宿血，除腹痛，清新血，利关节，通水道，除癥瘕，消扑损瘀血，并治金疮痈肿疮脓。用在清和，故为妇人要药。

藁本 九九

味甘辛，性温。气厚味薄，升也，阳也。疗诸恶风鬼注，除太阳顶颠头痛，大寒犯脑，痛连齿颊，及鼻面皮肤酒齄皶刺，风湿泄泻，冷气腰疼，妇人阴中风邪肿痛。此足太阳经风痫雾露瘴疫之要药。

荜茇 一百

味辛，大热，阳也，浮也。入手足阳明，亦入肝肾。善温中下气，除胃冷，辟阴寒，疗霍乱心腹疼痛，冷痰呕逆吞酸，及虚寒泻痢肠鸣。其味大辛，须同参、术、归、地诸甘温补剂用之尤效。为末搐鼻，可解偏风头痛；揩齿可杀牙痛牙虫。又牛乳煎治唐太宗气痢方，详列《痢疾门》。

良姜百一　子名红豆蔻。

味辛热，纯阳，浮也。入足太阴、阳明。治胃中逆冷，呕吐清水，恶心霍乱，气寒腹痛，解酒毒，消宿食，健脾胃，宽噎膈，除反胃，破冷癖，解瘴疟，疗转筋泻痢。同草豆蔻煎饮，亦治口臭。子名红豆蔻，治用略同。

三棱百二

气味苦平，能行血中之气。善破积气，逐瘀血，消饮食胀满，气滞腹痛，除疝癖癥瘕，积聚结块，通月水，亦堕胎及产后恶血，扑损瘀血，并治疮肿坚硬。制宜醋浸炒熟入药。此与莪术稍同，但莪术峻而此则差缓耳。

莪术百三　一名蓬莪茂。

味苦辛，气温，有小毒。走肝经。善破气中之血。通月经，消瘀血，疗跌仆损伤，血滞作痛。在中焦攻饮食气滞不消，胃寒吐酸膨胀；在下焦攻奔豚疝癖，冷气积聚，气肿水肿。制宜或酒或醋炒用，或入灰火中煨熟捣切亦可。但其性刚气峻，非有坚顽之积不宜用。

蛇床子百四

味微苦，气辛，性温。乃少阳三焦命门之药。辛能去风，暖能温肾，故可温中下气，利关节，除疼痛，开郁滞，疗阴湿恶疮疥癣，缩小便，去阴汗，止带浊，逐寒疝，漱齿痛。治男子阳痿腰疼，大益阳事；女人阴中肿痛，善暖子宫。男妇阳衰无子，小儿惊痫扑伤俱可服。去皮壳微炒用之。凡治外证瘙痒，肿痛风疮，俱宜煎汤熏洗，亦可为末掺敷，俱宜生用。

蔓草部

天门冬 _{百五}

味苦微甘，气大寒。味厚气薄，沉也，阴也。入肺肾两经，除虚劳内热。其味苦寒。故上定热喘，下去热淋，苦杀三虫，润滋骨髓，解渴除烦，消痰止嗽，降火保肺，退热滋阴，大润血热燥结。虚寒假热，脾肾溏泄最忌。使宜贝母、地黄。去皮去心方用。

菟丝子 _{百六}

味甘辛，气微温。其性能固，入肝脾肾三经。先用甜水淘洗净，浸胀，次用酒渍，煮熟晒干，炒之更妙。补髓添精，助阳固泄，续绝伤，滋消渴，缩小便，止梦遗带浊余沥，暖腰膝寒疼，壮气力筋骨，明目开胃，进食肥肌，禁止鬼交，尤安梦寐。汤液丸散，任意可用，古人不入煎剂，亦一失也。欲止消渴，煎汤任意饮之。

五味子 _{百七}

皮甘肉酸，性平而敛；核仁味辛苦，性温而暖，俱兼咸味，故名五味。入肺、肾二经。南者治风寒咳嗽，北者疗虚损劳伤。整用者用其酸，生津解渴，止泻除烦。疗耗散之肺金，滋不足之肾水，能收敛虚火，亦解除酒毒。敲碎者用其辛温，补元阳，壮筋骨，助命门，止霍乱。但感寒初嗽当忌，恐其敛束不散。肝旺吞酸当忌，恐其助木伤土。

何首乌 百八

味甘涩微苦，阴中有阳，性温。此其甘能补，涩能固，温能养阳。虽曰肝肾之药，然白者入气分，赤者入血分，凡血气所在，则五阴之脏何所不至？故能养血养神助气，壮筋骨，强精髓，黑须发，亦治妇人带浊失血、产后诸虚等疾。第其性效稍缓，暂服若不甚显，必久服之，诚乃延年益寿，滋生助嗣之良剂。至如断疟疾，安久痢，活血治风，疗痈肿瘰疬、风湿疮疡及一切冷气肠风宿疾，总由其温固收敛之功，血气固则真元复，真元复则邪自散也。故唐之李翱著有《何首乌传》，即李时珍亦曰：此物不寒不燥，功在地黄、门冬之上，诚非诬也。若其制用之法，则有用黑豆层铺，九蒸九晒者；有单用米泔浸三宿，切焙为末而用者；有用壮健人乳拌晒三次，生杵为末而用者。总之，生不如熟，即单用米泔浸透，蒸之极熟则善矣，或不必人乳与豆也。服此之后，须忌生萝卜并诸血败血等物。

瓜蒌仁 百九

味甘，气寒。气味俱厚，性降而润。能降实热痰涎，开郁结气闭，解消渴，定胀喘，润肺止嗽。但其气味悍劣善动，恶心呕吐、中气虚者不宜用。《本草》言其补虚劳，殊为大谬。

天花粉 _{百十} 即栝楼根。

味苦，性寒。气味颇轻，有升有降，阴中有阳。最凉心肺，善解热渴，大降膈上热痰，消乳痈肿毒痔瘘疮疖，排脓生肌长肉，除跌仆瘀血，通月水，除狂热，去黄疸，润枯燥，善解酒毒，亦通小肠，治肝火疝痛。

金银花 _{百十一} 一名忍冬。

味甘，气平，其性微寒。善于化毒，故治痈疽肿毒疮癣，杨梅风湿诸毒，诚为要药。毒未成者能散，毒已成者能溃。但其性缓，用须倍加。或用酒煮服，或捣汁挼酒顿饮，或研烂拌酒厚敷。若治瘰疬、上部气分诸毒，用一两许时，常煎服，极效。

葛根 _{百十二}

味甘，气平寒。气轻于味，浮而微降，阳中微阴。用此者，用其凉散，虽善达诸阳经，而阳明为最。以其气轻，故善解表发汗。凡解散之药多辛热，此独凉而甘，故解温热时行疫疾。凡热而兼渴者，此为最良，当以为君而佐以柴、防、甘、桔极妙。尤散郁火，疗头痛，治温疟往来，疮疹未透，解酒除烦，生津止渴，除胃中热狂，杀野葛、巴豆、毒箭、金疮等伤，但其性凉，易于动呕，胃寒者所当慎用。

茜草 百十三 亦名过山龙。

味苦甘，气微寒。阴中微阳，血中要药。其味苦，故能行滞血；其性凉，故能止动血。治劳伤吐衄时来，除虚热漏崩不止，亦通经滞，又疗乳痈，散跌仆血凝瘀聚，解蛊毒败血烂肝，凡诸血热血瘀，并建奇功。若女人经血不通，以一两酒煎服之，一日即通，甚效。若气虚不摄血，及脾寒者勿用。

土茯苓 百十四 一名仙遗粮。

味甘淡，性平，能健脾胃，强筋骨，去风湿，利关节，分水道，止泻痢，治拘挛骨痛，疗痈肿喉痹，除周身寒湿恶疮，尤解杨梅疮毒，及轻粉留毒、溃烂疼痛诸证。凡治此者，须忌茶、酒、牛、羊、鸡、鹅，及一应发风动气等物。

使君子 百十五

味甘，气温，有小毒，性善杀虫。治小儿疳积，小便白浊。凡大人小儿有虫病者，但于每月上旬，侵晨空腹食数枚，或即以壳煎汤咽下，次日虫皆死而出也。或云七生七煨食，亦良，或云一岁食一枚。食后忌饮热茶，犯之即作泻。凡小儿食此，亦不宜频而多，大约性滑，多则能伤脾也。李时珍曰：凡杀虫药多是苦辛，惟使君子、榧子甘而杀虫亦异也，但使君子专杀蛔虫，榧子专杀寸白虫耳。

牵牛 百十六　一名黑丑。

味苦辛，热，气雄烈，性急疾，有毒。下气逐水，通大小便，善走气分，通水道，消气实气滞水肿，攻癥积，落胎杀虫，泻虫毒，去湿热痰饮，开气秘气结。古方多为散丸，若用救急，亦可佐群药煎服。然大泄元气，凡虚弱之人须忌之。

防己 百十七

味苦，性寒，阴也，降也。去湿热水肿，利大小便，解诸经热壅肿痛，湿热脚气，通九窍热闭，逐膀胱肝肾湿热，及热毒诸疮、湿热生虫等证。

萆薢 百十八

味微甘而淡，气温。能温肾去湿，理阴痿阴寒，失溺白浊，茎中作痛。及四肢瘫痪不遂，周身风湿恶疮。性味纯缓，用宜大剂。

钩藤 百十九

味微甘微苦，性微寒。能清手厥阴之火。足厥阴、足少阳之风热，故专理肝风相火之病。凡大人小儿惊痫眩晕、斑疹天钓、头旋烦热等证，用之而风静火息，则诸证自除矣。

山豆根 百二十

味大苦，大寒。解诸药热毒，消痈肿疮毒，杀寸白诸虫。

含而咽汁，解咽喉痹痛。研末汤服五七分，解内热喘满腹胀。磨汁服，解热厥心痛。研汁涂诸热毒热疮肿痛，及诸虫热毒所伤。

威灵仙 百二一

味微辛微咸，性温，可升可降，阴中阳也。善逐诸风，行气血，走经络，宣通五脏，去腹内冷滞，心膈痰水，癥瘕痃癖，气块积聚，膀胱宿水，腰膝肢体冷痛，亦疗折伤。此药性利善走，乃治痛风之要药，故崔元亮言其去众风，通十二经脉，朝服暮效。其法采得根，阴干月余，捣末，温酒调服一钱七，空腹服之；如人本性杀药，可加及六钱，微利两行则减之，病除乃停药。其性甚善，不触诸药，但恶茗及面汤。李时珍曰：威灵仙辛能泄气，咸能泄水，故于风湿痰饮之病，气壮者服之有捷效。其性大抵峻利，久服恐损真气，气弱者亦不可服之。

马兜铃 百二二

味微苦微辛，性寒气薄，阴中微阳。入手太阴肺经。降肺火，清肺气，除热痰咳嗽，喘急不得卧。多用则作吐，凡蛊毒蛇毒于饮食中得之，咽中如有物，咽不下，吐不出者，以此一两煎汤服之，即毒从吐出。若治痔瘘肿痛，用马兜铃于瓶中烧烟熏病处良。

青木香 百二三 即马兜铃根，亦名土木香。

味苦微辛，性寒，有毒。能吐能利，不可多服。煮汁服，可吐蛊毒鬼疰诸毒。捣末水调，涂疗肿热毒蛇毒，日三四次，立瘥。亦可敷瘑痒秃疮。

白蔹百二四

味苦，微寒，性敛。取根捣敷痈毒，及面上疮疱、刀箭伤、汤火毒。诸疮不敛，生肌止痛，俱宜为末敷之。若为丸散，亦治眼目赤痛，小儿惊痫，妇人阴中肿痛，赤白带下。

木通百二五 亦名通草。

味苦，气寒，沉也，降也。能利九窍，通关节，消浮肿，清火退热，除烦渴黄疸，治耳聋目痛，天行时疾，头痛鼻塞目眩，泻小肠火郁，利膀胱热淋，导痰湿呕哕，消痈肿壅滞，热毒恶疮，排脓止痛，通妇人血热经闭，下乳汁，消乳痈血块，催生下胎。若治小水急数疼痛，小腹虚满，宜加葱煎饮。若治喉痹咽痛，宜浓煎含咽。

毒草部

附子 百二六

气味辛甘，腌者大咸，性大热，阳中之阳也。有毒。畏人参、黄芪、甘草、黑豆、绿豆、犀角、童便、乌韭、防风。其性浮中有沉，走而不守。因其善走诸经，故曰与酒同功，能除表里沉寒，厥逆寒噤，温中强阴，暖五脏，回阳气，除呕哕霍乱，反胃噎膈，心腹疼痛，胀满泻痢，肢体拘挛，寒邪湿气，胃寒蛔虫，寒痰寒疝，风湿麻痹，阴疽痈毒，久漏冷疮，格阳喉痹，阳虚二便不通，及妇人经寒不调，小儿慢惊等证。大能引火归源，制伏虚热，善助参芪成功，尤赞术地建效。无论表证里证，但脉细无神，气虚无热者，所当急用。故虞抟曰：附子禀雄壮之质，有斩关夺将之气，能引补气药行十二经，以追复散失之元阳；引补血药入血分，以滋养不足之真阴；引发散药开腠理，以驱逐在表之风寒；引温暖药达下焦，以祛除在里之冷湿。吴绶曰：附子乃阴证要药，凡伤寒传变三阴，及中寒夹阴，虽身大热而脉沉者必用之；或厥冷脉沉细者，尤急须用之，有退阴回阳之力、起死回生之功。近世阴证伤寒往往疑似而不敢用，直待阴极阳竭而用，已迟矣。且夹阴伤寒，内外皆阴，舍此不用，将何以救之？此二公之言，皆至言也，不可不察。惟孕妇忌服，下胎甚速。合葱涎塞耳，亦可治聋。

辨制法：附子制法，稽之古者，则有单用童便煮者，有用姜汁盐水者，有用甘草、黄连者，有数味皆兼而用者，其中宜否，最当详辨。夫附子之性热而刚急，走而不守，土人腌以重盐，故其味咸而性则降。今之所以用之者，正欲用其热性以回元阳，以补脾肾，以行参、芪、熟地等功，若制以黄连，则何以藉其回阳？若制盐水，则反以助其降性。若制以童便，则必不免于溺气，非惟更助其降，而凡脾气大虚者，极易呕哕，一闻其臭，便动恶心，是药未入口，而先受其害，且其沉降尤速，何以达脾？惟是姜汁一制颇通，第其以辛助辛，似欠和平，若果直中阴寒等证，欲用其热，此法为良；至若常用而欲得其补性者，不必用此。又若煮法，若不浸胀而煮，则其心必不能熟，即浸胀而煮，及其心熟，则边皮已太熟而失其性矣；虽破而为四，煮亦不匀。且煮者必有汁，而汁中所去之性亦已多矣。皆非制之得法者。

制法：用甘草不拘，大约酌附子之多寡而用。甘草煎极浓甜汤，先浸数日，剥去皮脐，切为四块，又添浓甘草汤再浸二三日，捻之软透，乃咀为片，入锅文火炒至将干，庶得生熟匀等，口嚼尚有辣味，是其度也。若炒太干，则太熟而全无辣味，并其热性全失矣。故制之太过，则但用附子之名耳，效与不效无从验也。其所以必用甘草者，盖以附子之性急，得甘草而后缓；附子之性毒，得甘草而后解；附子之性走，得甘草而后益心脾；附子之性散，得甘草而后调营卫，此无他，亦不过济之以仁而后成其勇耳。若欲急用，以厚纸包裹，沃甘草汤，或煨，或炙，待其柔软，切开，再用纸包频沃，又炙，以熟为度。亦有用面裹而煨者亦通。若果真中阴寒，厥逆将危者，缓不及制，则单用炮附，不必更用他制也。

辨毒：附子之性，刚急而热，制用失宜，难云无毒，故欲制之得法。夫天下之制毒者，无妙于火，火之所以能制毒者，以能革物之性。故以气而遇火，则失其气，味而遇火，则失其味，刚者革其刚，柔者失其柔。故制附之法，但用白水煮之极熟，则亦全失辣味，并其热性俱失，形如萝卜可食矣，尚何毒之足虑哉？今制之必用甘草者，盖欲存留其性而柔和其刚耳。今人但知附子之可畏，而不知太熟之无用也。故凡食物之有毒者，但制造极熟，便当无害，即河豚、生蟹之属，诸有病于人者，皆其欠熟而生性之未尽也。故凡食物之有毒者，皆可因此以类推矣。至若药剂之中有当煅炼而用者，又何以然？夫物之经火煅者，其味皆咸涩，而所以用煅者非欲去其生刚之性，则欲用其咸涩，而所以用煅者非欲去其生刚之性，则欲用其咸涩之味，而留性与不留性，则其中各有宜否，故凡当煅炼而用者，皆可因此以类推矣。又如药之性毒者，何可不避？即如《本草》所云某有毒、某无毒，余则甚不然之，而不知无药无毒也。故热者有热毒，寒者有寒毒，若用之不当，凡能病人者，无非毒也。即如家常茶饭，本皆养人之正味，其或过用误用，亦能毒人，而况以偏味偏性之药乎？但毒有大小，用有权宜，此不可不察耳。矧附子之性，虽云有毒，而实无大毒，但制得其法，用得其宜，何毒之有？今之人不知其妙，且并人参、熟地而俱畏之。夫人参、熟地、附子、大黄，实乃药中之四维，病而至于可畏，势非庸庸所济者，非此四物不可，设若逡巡，必误乃事，今人直至必不得已而后用附子，事已无济矣。事无济则反罪之，将附子诚废物乎？嗟夫！人之所以生者，阳气耳，正气耳。人之所以死者，阴气耳，邪气耳。人参、熟地者，治世之良相也；附子、大黄者，乱世之良将也。兵不可久用，故良将用于暂；乱不可忘治，故良相不可缺。矧夫附子虽烈，而其性扶阳，有非硝黄之比；硝、黄似缓，而其性阴泄，又非桂附可例。华元化曰：得其阳者生，得其阴者死。《内经》曰：门户不要，是仓廪不藏也。得守者生，失守者死。今之人履芒硝、大黄若坦途，视参、附、熟地为蛇蝎，愚耶？知耶？

白附子 百二七

味甘辛，大温，有小毒。其性升，能引药势上行。避头风诸风，冷气心疼，风痰眩晕，带浊，疗小儿惊风痰搐，及面鼻游风，皯斑风刺，去面痕，可作面脂，亦治疥癣风疮，阴下湿痒，风湿诸病。凡欲入药，炮而用之。

大黄 百二八

味苦，气大寒。气味俱厚，阴中之阴，降也。有毒。其性推陈致新，直走不守，夺土郁壅滞，破积聚坚癥，疗瘟疫阳狂，除斑黄谵语，涤实痰，导瘀血，通水道，退湿热，开燥结，消痈肿，因有峻烈威风，积垢荡之顷刻。欲速者生用，汤泡便吞；欲缓者熟用，和药煎服。气虚同以人参，名黄龙汤；血虚同以当归，名玉烛散；佐以甘草、桔梗，可缓其行；佐以芒硝、厚朴，益助其锐。用之多寡，酌人实虚，假实误用，与鸩相类。

常山 百二九

味大苦，性寒，有毒。攻温疟痰疟及伤寒寒热，痰结气逆，狂痫癫厥。惟胸腹多滞，邪实气壮而病疟者宜之；若老人弱人，俱当忌用。盖此物性悍，善逐痰饮，得甘草则上行发吐，得大黄则下行发泻也。亦治鬼毒蛊毒，及头项瘰疬鼠瘘。

半夏 百三十

味大辛微苦，气温，可升可降，阳中阴也。有毒。其质滑润，其性燥湿降痰，入脾胃胆经。生嚼戟喉，制用生姜。下肺气，开胃健脾，消痰饮痞满，止咳嗽上气，心痛胁痛，除呕吐反胃，霍乱转筋，头眩腹胀，不眠气结，痰核肿突，去痰厥头痛，散风闭喉暗，治脾湿泄泻，遗精带浊，消痈疽肿毒，杀蜈蚣蜂虿虫毒。性能堕胎，孕妇虽忌，然胃不和而呕吐不止，加姜汁微炒，但用无妨。若消渴烦热，及阴虚血证，最忌勿加。李时珍曰：半夏能主痰饮及腹胀者，为其体滑味辛而性温也。滑则能润，辛温能散亦能润，故行湿而通大便，利窍而泄小便，所谓辛走气，能化液，辛以润之是矣。丹溪曰：二陈汤能使大便润而小便长。成聊摄云：半夏辛而散，行水而润肾燥。又《局方》用半硫丸治老人虚秘，皆取其滑润也。世俗皆以半夏、南星为性燥，误矣。湿去则土燥，痰涎不生，非二物之性燥也。古方治咽痛喉痹，吐血下血，多用二物，非禁剂也。二物亦能散血，故破伤打扑皆主之。

南星_{百三一}

味苦辛，气温，可升可降，阳中阴也。性烈有毒，姜汁制用。善行脾肺，坠中风实痰，利胸膈，下气，攻坚积，治惊痫，散血堕胎。水磨箍蛇虫咬毒，醋调散肿。破伤风，金疮折伤瘀血，宜捣敷之。功同半夏，酌用可也。

胆星_{百三二}

七制、九制者方佳。降痰因火动如神，治小儿急惊必用。总之，实痰实火壅闭上焦而气喘烦躁、焦渴胀满者，所当必用。较之南星，味苦性凉，故善解风痰热滞。

射干_{百三三}

味苦，性寒，有毒。阴也，降也。治咳逆上气，喉痹咽疼，散结气不得息。除胸腹邪热胀满，清肝明目，消积痰结核，疬癖热疝，降实火，利大肠，消瘀血，通女人经闭，苦酒磨涂，可消肿毒。

大戟_{百三四}

味苦，大寒，有毒。反甘草。性峻利，善逐水邪痰涎，泻湿热胀满，消急痛，破癥结，下恶血，攻积聚，通二便，杀蛊毒药毒，疗天行瘟疟黄病，及颈腋痈肿。然大能泻肺损真气，非有大实坚者，不宜轻用。若中其毒，惟菖蒲可以解之。

甘遂 百三五

味苦，性寒，有毒。反甘草。专于行水，能直达水结之处，如水结胸者，非此不除。若留痰留饮宿食，癥坚积聚，无不能逐，故善治腹脚阴囊肿胀，去面目浮肿，通二便、泻膀胱湿热，及痰逆癫痫，噎膈痞塞。然性烈伤阴，不宜妄用。

芫花 百三六　反甘草

味苦，微温，有毒。专逐五脏之水，去水饮寒痰痰癖，胁下痛，咳逆上气，心腹肢体胀满，瘴疟鬼疟，湿毒寒毒，蛊毒肉毒，虫鱼毒，除疝瘕痈肿，逐恶血，消咽肿。根疗疥疥，亦可毒鱼。若捣汁浸线，亦能击落痔疮。惟其多毒，虚者不可轻用。

玉簪 百三七

味甘辛，性寒，有小毒。用根捣汁，解一切诸毒，下一切骨哽，涂消痈疡。妇人乳痈初起，但取根擂酒服之，仍以渣敷肿处即消。然性能损齿，故亦可落齿取牙。

凤仙花 百三八

味微苦，性微温，有小毒。子名急性子。治产难下胎，消积块，开噎膈，下骨哽。亦善透骨通窍，故又名透骨草。若欲取牙，但用子研末，入砒少许，点疼牙根，即可取之。然此不生虫蠹，即蜂蝶亦不近，似非无毒者也。

蓖麻子 百三九

味甘辛，性热，有毒。能逐风散毒，疗口眼㖞斜，失音口
噤，肿毒丹瘤，针刺入肉，止痛消肿，追脓拔毒，俱可研贴。
苦治舌肿喉痹，宜研烂，纸卷烧烟，熏吸立通。催生下胎，可
同麝香、巴豆研贴脐中。李时珍曰：一人病偏风，手足不举，
用此油同羊脂、麝香、穿山甲煎膏，日摩数次，兼服搜风养血
之药而愈。一人病手臂一块肿痛，用此捣膏贴之，一夜而愈。
一人病气郁偏头痛，用此同乳香、食盐捣贴太阳，一夜痛止。
一妇产后子肠不收，捣仁贴其丹田，一夜而上。此药外用，屡
奏奇效，但内服不可轻率尔。或云捣膏，以箸点于鹅、鸭六畜
舌根下，即不能食，点于肛门内，即下血死，其毒可知。凡服
蓖麻者，一生不得食炒豆，犯之必胀死。

续随子 百四十　一名千金子。

味辛，性温，有毒。能逐瘀血，消痰饮食积，癥瘕疥癣，
除蛊毒鬼疰，水气冷气，心腹胀满疼痛，腹内诸疾，利大小
肠，祛恶滞，及妇人血结、血闭、瘀血等证。研碎酒服，不过
三颗，当下恶物，甚者十粒。若泻多，以酸浆水或薄醋粥食之
即止。亦可研涂疥癣恶疮。此物之功，长于逐水杀虫，是亦甘
遂、大戟之流也。

木鳖子 又百四十

味苦微甘微辛，气雄劣，性大寒，有大毒。本草言其甘温

无毒，谬也。今见毒狗者，能毙之于顷刻，使非大毒，而有如是乎？人若食之，则中寒发噤，不可解救。按刘绩《霏雪录》云：木鳖子有毒，不可食。昔一蓟门人，有两子患痞，食之相继皆死，此不可不慎也。若其功用，则惟以醋磨，用敷肿毒乳痛、痔漏肿痛，及喉痹肿痛，用此醋漱于喉间，引痰吐出，以解热毒，不可咽下。或同朱砂、艾叶卷筒，熏疥杀虫最效。或用熬麻油擦癣亦佳。

番木鳖　味极苦，性大寒，大毒。功用与木鳖大同，而寒烈之性尤甚。

水石草部

石斛 百四一

此药有二种，力皆微薄，圆细而肉实者，味微甘而淡，其力尤薄。《本草》云：圆细者为上。且谓其益精强阴，壮筋补虚，健脚膝，祛冷痹，却惊悸，定心志。但此物性味最薄，焉能滋补如此？惟是扁大而松，形如钗股者，颇有苦味，用除脾胃之火，去嘈杂善饥，及营中蕴热。其性轻清和缓，有从容分解之妙，故能退火养阴除烦，清肺下气，亦止消渴热汗。而诸家谓其厚肠胃，健阳道，暖水脏，岂苦凉之性味所能也？不可不辨。

菖蒲 百四二

味辛微苦，性温。散风寒湿痹，除烦闷咳逆上气，止心腹痛，霍乱转筋，癫痫客忤，开心气胃气，行滞气，通九窍，益心智，明耳目，去头风泪下，出声音，温肠胃，暖丈夫水脏，妇人血海，禁止小便，辟邪逐鬼，及中恶卒死，杀虫，疗恶疮瘙疥。欲散痈毒，宜捣汁服用，渣贴之；若治耳痛，宜作末炒热绢裹罨之。亦解巴豆、大戟等毒。

蒲黄 百四三

味微甘，性微寒。解心腹膀胱烦热疼痛，利小便。善止血凉血，活血消瘀，治吐血衄血、痢血溺血。通妇人经脉，止崩中带下，月经不调，妊妇胎漏坠胎，血晕血癥，儿枕气痛，及跌仆血闷。疗疮疡，消舌肿，排脓消毒。亦下乳汁，亦止泄精，凡欲利者，宜生用；欲固者，宜炒熟用。

泽泻 百四四

味甘淡微咸，气微寒。气味颇厚，沉而降，阴也，阴中微阳。入足太阳、少阳。其功长于渗水去湿，故能行痰饮，止呕吐泻痢，通淋沥白浊，大利小便，泻伏火，收阴汗，止溺血，疗难产疝痛，脚气肿胀，引药下行。经云；除湿止渴圣药，通淋利水仙丹。第其性降而利，善耗真阴，久服能损目痿阳。若湿热壅闭而目不明者，此以去湿，故亦能明目。

海藻 百四五　反甘草　海带、昆布性用略同。

味苦咸，性微寒，阴也，降也。善降气清热，消膈中痰壅，故善消颈项瘿瘤结核，及痈肿癥积，利小便，逐水气，治湿热气急，腹中上下雷鸣，疗偏坠疝气疼痛，消奔豚水气浮肿，及百邪鬼魅热毒。

骨碎补 百四六

味微苦，性温平，乃足少阴厥阴肝肾药也。能活血止血，补折伤，疗骨中邪毒，风热疼痛，及痢后下虚。或远行，或房劳，或外感风湿，以致两足痿弱疼痛，俱宜以四斤丸、补阴药之类佐而用之。或炒熟研末，用猪腰夹煨，空心食之，能治耳鸣及肾虚久痢牙疼。

竹木部

竹沥 百四七

味甘，性微凉，阴也，降也。治暴中风痰，失音不语，胸中烦热，止烦闷消渴。丹溪曰：凡风痰虚痰在胸膈，使人癫狂，及痰在经络四肢、皮里膜外者，非此不达不行。

淡竹叶 百四八

味甘淡，气平微凉，阴中微阳，气味俱轻，清上气咳逆喘促，消痰涎，解热狂，退虚热烦躁不眠，壮热头痛，止吐血。专凉心经，亦清脾气。却风热，止烦渴，生津液，利小水，解喉痹，并小儿风热惊痫。

淡竹茹 百四九

味甘，微凉。治肺痿唾痰，唾血吐血，衄血溺血，胃热呕哕噎膈，妇人血热崩淋胎动，及小儿风热癫痫，痰气喘咳，小水热涩。

天竺黄 百五十

味甘辛，性凉，降也，阴中有阳，善开风痰，降热痰，治中风失音，痰滞胸膈，烦闷癫痫。清心火，镇心气，醒脾疏肝。明眼目，安惊悸。疗小儿风痰急惊客忤，其性和缓，最所宜用。亦治金疮，并内热药毒。

官桂 百五一

味辛甘，气大热，阳中之阳也。有小毒，必取其味甘者乃可用。桂性热，善于助阳，而尤入血分，四肢有寒疾者，非此不能达。桂枝气轻，故能走表，以其善调营卫，故能治伤寒，发邪汗，疗伤风，止阴汗。肉桂味重，故能温补命门，坚筋骨，通血脉，治心腹寒气，头疼，咳嗽，鼻衄，霍乱转筋，腰足脐腹疼痛，一切沉寒痼冷之病。且桂为木中之王，故善平肝木之阴邪，而不知善助肝胆之阳气。惟其味甘，故最补脾土，凡肝邪克土而无火者，用此极妙。与参、附、地黄同用，最降虚火，及治下焦元阳亏乏。与当归、川芎同用，最治妇人产后血瘀，儿枕腹痛，及小儿痘疹虚寒，作痒不起。虽善堕胎动血，用须防此二证。若下焦虚寒，法当引火归原者，则此为要药，不可误执。

丁香 百五二

味大辛，气温，纯阳。入肾、胃、肺脏。能发诸香，辟恶去邪，温中快气。治上焦呃逆反胃、霍乱呕吐，解酒毒，消疝癖奔豚阴寒，心腹胀满冷痛，暖下焦、腰膝寒疼，壮阳道，抑阴邪，除胃寒泻痢，杀鬼疰蛊毒，疳蚀诸虫，辟口气，坚齿牙，及妇人七情五郁，小儿吐泻，痘疮胃寒，灰白不发。

白檀香 百五三

味辛，气温。能散风热，辟秽恶邪气，消肿毒，逐鬼魅。煎服之可散冷气，止心腹疼痛，定霍乱，和胃气，开噎膈，止呕吐，进饮食。又治面生黑子，每晚以热水洗拭，磨汁涂之甚良。

沉香 百五四

味辛，气微温，阳也，可升可降。其性暖，故能抑阴助阳，扶补相火；其气辛，故能通天彻地，条达诸气。除转筋霍乱，和噤口泻痢，调呕逆胃反喘急，止心腹胀满疼痛，破癥癖，疗寒痰，和脾胃，逐鬼疰恶气，及风湿骨节麻痹，皮肤瘙痒结气。

乌药 百五五

气味辛温，善行诸气，入脾、胃、肝、肾、三焦、膀胱诸经。疗中恶鬼气蛊毒，开胸膈，除一切冷气，止心腹疼痛，喘急霍乱，反胃胀满，温肠胃，行宿食，止泻痢，除天行疫瘴，气厥头痛，膀胱肾气攻冲心腹，疝气脚气，痈疽疥癞，及妇人血气，小儿虫积，亦止小便频数，气淋带浊，并猫犬百病，俱可磨汁灌治之。

枸杞 百五六

味甘微辛，气温，可升可降。味重而纯，故能补阴；阴中有阳，故能补气，所以滋阴而不致阴衰，助阳而能使阳旺。虽谚云：离家千里，勿食枸杞，不过谓其助阳耳，似亦未必然也。此物微助阳而无动性，故用之以助熟地最妙。其功则明耳目，壮神魂，添精固髓，健骨强筋，善补劳伤，尤止消渴。真阴虚而脐腹疼痛不止者，多用神效。

地骨皮 百五七

枸杞根也。南者苦味轻，微有甘辛，北者大苦性劣，入药惟南者为佳。其性辛寒，善入血分肝、肾、三焦、胆经。退阴虚血热，骨蒸有汗，止吐血衄血，解消渴，疗肺肾胞中阴虚伏火。煎汤漱口止齿血。凡不因风寒而热在精髓阴分者，最宜此物。凉而不峻，可理虚劳，气轻而辛，故亦清肺。假热者勿用。

厚朴 百五八

味苦辛，气大温，气味俱厚，阳中之阴，可升可降。有小毒。用此者，用其温降散滞。制用姜汁炒。治霍乱转筋，消痰下气，止咳嗽呕逆吐酸，杀肠脏诸虫，宿食不消，去结水，破宿血，除寒湿泻利，能暖脾胃，善走冷气。总之，逐实邪，泻膨胀，散结聚，治胸腹疼痛之要药。倘本元虚弱，误服脱人真气。孕妇忌用，堕胎须知。

枣仁 百五九

味微甘，气平。其色赤，其肉味酸，故名酸枣。其仁居中，故性主收敛而入心。多眠者生用，不眠者炒用。宁心志，止虚汗，解渴去烦，安神养血，益肝补中，收敛魂魄。

杜仲 _{百六十}

味甘辛淡，气温平。气味俱薄，阳中有阴。其功入肾。用姜汁或盐水润透，炒去丝。补中强志，壮肾添精，腰痛殊功，足疼立效。除阴囊寒湿，止小水梦遗。因其气温，故暖子宫；因其性固，故安胎气。内热火盛者，亦当缓用。

山茱萸 _{百六一}

味酸涩，主收敛，气平微温，阴中阳也。入肝肾二脏。能固阴补精，暖腰膝，壮阴气，涩带浊，节小便，益髓兴阳，调经收血。若脾气大弱而畏酸者，姑暂止之，或和以甘草、煨姜亦可。

苏木 _{百六二}

味微甘微辛，性温平，可升可降，乃三阴经血分药也。少用则和血活血，多用则行血破血。主妇人月经不调，心腹作痛，血癥气壅。凡产后血瘀，胀闷势危者，宜用五两，水煮浓汁服之。亦消痈肿死血，排脓止痛，及打扑瘀血，可敷。若治破伤风，宜为末酒服，立效。

川椒 _{百六三}

味辛，性热，有小毒。本纯阳之物，其性下行，阳中有阴也。主温中下气，开通腠理，散肌表寒邪，除脏腑冷痛，去胸腹留饮，停痰宿食，解郁结，温脾胃，止咳逆呕吐，逐寒湿风痛，疗伤寒温疟，水肿湿疸，除齿痛，暖腰膝，收阴汗，缩小便，温命门，止泄泻下痢，遗精脱肛，杀蛔虫鬼疰、蛊毒、蛇虫诸毒。久服之能通神明，实腠理，和血脉，坚齿牙，生须发，明耳目，调关节，耐寒暑。若中其毒，惟冷水、麻仁浆可以解之。

胡椒 百六四

味辛，性大热，纯阳也。善走气分。温中下气，暖肠胃，消宿食，辟臭恶，除寒湿寒痰，寒饮吐水，止反胃呕吐霍乱，虚寒胀满，心腹疼痛，去冷积阴毒，壮肾气，治大肠寒滑冷痢，杀一切虫鱼鳖蕈诸药食阴凝之毒。若治风虫牙痛，须同荜茇为末，熔蜡为细丸，塞孔中即愈。

金樱子 百六五

味涩，性平。生者色青酸涩，熟者色黄甘涩，当用其将熟微酸而甘涩者为妙。其性固涩，涩可固阴治脱，甘可补中益气。故善理梦遗精滑，及崩淋带漏，止吐血衄血，生津液，安魂魄，收虚汗，敛虚火，益精髓，壮筋骨，补五脏，养血气，平咳嗽，定喘急，疗怔忡惊悸，止脾泄血痢及小水不禁。此固阴养阴之佳品，而人之忽之亦久矣，此后咸宜珍之。

槐蕊 百六六

味苦，性寒。清心、肺、脾、肝、大肠之火，除五内烦热，心腹热疼，疗眼目赤痛热泪。炒香嚼咽，治失音喉痹，止吐血衄血，肠风下血，妇人崩中漏下，及皮肤风热。凉大肠，杀疳虫，治痈疽疮毒，阴疮湿痒痔漏，解杨梅恶疮，下疳伏毒，大有神效。

柏子仁_{百六七}

味甘平，性微凉。能润心肺，养肝脾，滋肾燥，安神魂，益志意。故可定惊悸怔忡，益阴气，美颜色，疗虚损，益血止汗，润大肠，利虚秘，亦去百邪鬼魅，小儿惊痫。总之，气味清香，性多润滑，虽滋阴养血之佳剂，若欲培补根本，乃非清品所长。

枳壳_{百六八}

即枳实之迟收而大者。较之枳实，其气略散，性亦稍缓，功与枳实大类。但枳实性重，多主下行削坚，而此之气轻，故多主上行破气。通利关节，健脾开胃，平肺气，止呕逆反胃、霍乱咳嗽，消痰消食，破心腹结气，癥瘕痃癖，开胸胁胀满痰滞，逐水肿水湿泻痢，肠风痔漏，肛门肿痛。因此稍缓，故可用之束胎安胎。炙热可熨痔肿。虚者少用，恐伤元气。

枳实_{百六九}

味苦微酸，微寒，气味俱厚，阴中微阳。其性沉，急于枳壳。除胀满，消宿食，削坚积，化稠痰，破滞气，平咳喘，逐瘀血停水，解伤寒结胸，去胃中湿热。佐白术亦可健脾，佐大黄大能推荡。能损真元，虚羸勿用。

蔓荆子 百七十

味苦辛，气清，性温，升也，阳也。入足太阳、阳明、厥阴经。主散风邪，利七窍，通关节，去诸风头痛脑鸣，头沉昏闷，搜肝风，止目睛内痛泪出，明目坚齿，疗筋骨间寒热湿痹拘挛，亦去寸白虫。

五加皮 百七一

味辛，性温。除风湿，行血脉，壮筋骨，明目下气。治骨节四肢拘挛，两脚痹痛，风弱五缓，阴痿囊湿，疝气腹痛，小便遗沥，女人阴痒。凡诸浸酒药，惟五加皮与酒相合，大能益人，且味美也。仙家重此，谓久服可以长生，故曰：宁得一把五加，不用金银满车。虽未必然，然亦必有可贵者。

川楝子 百七二

味苦，性寒，有小毒，阴也。能治伤寒瘟疫烦热狂躁，利小水，泻肝火，小肠膀胱湿热，诸疝气疼痛，杀三虫疥癞，亦消阴痔。丸散汤药任意可用，甄权言其不入汤使，则失之矣。

苦楝根　味大苦。杀诸虫，尤善逐蛔。利大肠，治游风热毒恶疮。苦酒和涂疥癣甚良。

女贞子 百七三

味苦，性凉，阴也，降也。能养阴气，平阴火，解烦热骨蒸，止虚汗消渴，及淋浊崩漏，便血溺血，阴疮痔漏疼痛。亦清肝火，可以明目止泪。

桑白皮 百七四

味甘微辛微苦，气寒。气味俱薄，升中有降，阳中有阴。入手太阴肺脏。气寒味辛，故泻肺火；以其味甘，故缓而不峻。止喘嗽唾血，亦解渴消痰，除虚劳客热头痛。水出高原，故清肺亦能利水。去寸白，杀腹脏诸虫。研汁治小儿天吊惊痫客忤，及敷鹅口疮，大效。作线可缝金疮。既泻肺实，又云补气，则未必然。

黄柏 百七五

味苦微辛，气寒，阴中微阳，降也，善降三焦之火。制各以类，但其性多沉，尤专肝肾，故曰：足少阴本经、足太阳、厥阴之引经也。清胃火呕哕蛔虫，除伏火骨蒸烦热，去肠风热痢下血，逐二便邪火结淋。上可解热渴口疮，喉痹痈疡；下可去足膝湿热，疼痛痿蹶。此其性寒润降，去火最速。丹溪言其制伏龙火，补肾强阴。然龙火岂沉寒可除？水枯岂苦劣可补？阴虚水竭，得降愈亡，扑灭元阳，莫此为甚。水未枯而火盛者，用以抽薪则可；水既竭而枯热者，用以补阴实难，当局者慎勿认为补剂。余尝闻之丹溪曰：火有二：君火者，人火也，心火也，可以湿伏，可以水灭，可以直折，黄连之属可以制之；相火者，天火也，龙雷之火也，阴火也，不可以水湿折之，当从其性而伏之，惟黄柏之属可以降之。按：此议论若有高见，而实矫强之甚，大是误人。夫所谓从其性者，即《内经》从治之说也。经曰：正者正治，从者反治。正治者，谓以水制火，以寒治热也；从治者，谓以火济火，以热治热也，亦所谓甘温除大热也。岂以黄连便是正治，黄柏便是从治乎？即曰黄连主心火，黄柏主肾火，然以便血溺血者，俱宜黄连，又岂非膀胱、大肠下部药乎？治舌疮口疮者，俱宜黄柏，又岂非心脾上部药乎？总之，黄连、黄柏均以大苦大寒之性，而曰黄连为水，黄柏非水，黄连为泻，黄柏为补，岂理也哉？若执此说，误人多矣，误人多矣。

栀子 百七六

味苦，气寒。味厚气薄，气浮味降，阴中有阳。因其气浮，故能清心肺之火，解消渴，除热郁，疗时疾躁烦，心中懊恼，热闷不得眠，热厥头疼，耳目风热赤肿疼痛，霍乱转筋。因其味降，故能泻肝、肾、膀胱之火，通五淋，治大小肠热秘热结、五种黄疸、三焦郁火，脐下热郁疝气，吐血衄血，血痢血淋，小腹损伤瘀血。若用佐使，治有不同：加茵陈，除湿热疸黄；加豆豉，除心火烦躁；加厚朴、枳实，可除烦满；加生姜、陈皮，可除呕哕；同玄胡索，破热滞瘀血腹痛。此外如面赤酒皶，热毒汤火，疮疡肿痛，皆所宜用。仲景因其气浮而苦，极易动吐，故用为吐药，以去上焦痰滞。丹溪谓其解郁热，行结气。其性屈曲下行，大能降火从小便泄去，人所不知。

郁李仁 百七七

味苦辛，阴中有阳，性润而降。故能下气消食，利水道，消面目四肢大腹水气浮肿，开肠中结气滞气，关隔燥涩，大便不通，破血积食癖。凡妇人、小儿实热结燥者皆可用。

诃子百七八

味苦酸涩，气温。苦重酸轻，性沉而降，阴也。能消宿食膨胀，止呕吐霍乱，定喘止嗽，破结气，安久痢，止肠风便血，降痰下气，开滞涩肠，通达津液，疗女人崩中胎漏带浊，经乱不常。若久痢肛门急痛，或产妇阴痛者，宜和蜡烧烟熏之，或煎汤熏洗亦可。若痰嗽咽喉不利，宜含数枚，咽津殊效。其有上焦元气虚陷者，当避其苦降之性。

侧柏七九

味苦，气辛，性寒。善清血凉血，止吐血衄血，痢血溺血，崩中赤白，去湿热湿痹，骨节疼痛。捣烂可敷火丹，散疬腮肿痛热毒及汤火伤，止痛灭瘢。炙捣可署冻疮。烧汁涂发，可润而使黑。

辛夷百八十 一名木笔，一名迎春。

气味辛温，乃手太阴、足阳明之药。能解寒热憎寒体噤，散风热，利九窍除头风脑痛，眩冒瘙痒，疗面肿引齿疼痛。若治鼻塞涕出，鼻渊鼻衄鼻疮及痘后鼻疮，并宜为末，入麝香少许，以葱白蘸药点入数次，甚良。

皂角百八一

气味辛咸，性温，有小毒。善逐风痰，利九窍，通关节，治头风，杀诸虫精物，消谷导痰，除咳嗽心腹气结，疼痛胀满，开中风口噤，治咽喉痹塞肿痛，行肺滞，通大肠秘结，堕胎，破坚癥，消肿毒，及风癣疥癞。烧烟熏脱肛肿痛。可为丸散，不入汤药。

巴豆 百八二

味辛，性热，有大毒，可升可降。善开关窍，破癥坚积聚，逐痰饮，杀诸恶毒虫毒蛊毒，通秘结，消宿食，攻脏腑停寒，生冷壅滞，心腹疼痛，泻痢惊痫，诸水气疝气，下活胎死胎，逐瘀血血积，及消痈疡疔毒恶疮，去息肉恶肉腐肉，排脓消肿，喉痹牙疼诸证。然其性刚气烈，无处不到，故称为斩关夺门之将，若误用之，则有推墙倒壁之虞；若善用之，则有戡乱调中之妙，用者所当慎察。

密蒙花 百八三

味甘平，性微寒。入肝经，润肝燥，专理目疾，疗青盲，去赤肿多泪，消目中赤脉肤翳，羞明畏日，及小儿疮痘疳气攻目，风热糜烂，云翳遮睛。制用之法，宜蜜酒拌蒸三次，日干用。

雷丸 百八四

味苦，性寒，有小毒。杀三虫，逐蛊毒诸毒，降胃中实热，痰火癫狂，除百邪恶气，并一应血积气聚。

大枫子 百八五

味辛，性热，有毒。能治风癣疥癞，攻毒杀虫，亦疗杨梅诸疮。

芜荑 百八六

味辛平，性温。主心腹冷气癥积疼痛，散肌肤风湿淫淫如虫行，杀三虫，去寸白及诸恶虫毒，疗肠风痔漏恶疮。和猪脂捣涂热疮，和蜜可治湿癣。

茯苓 百八七

味甘淡，气平。性降而渗，阳中阴也。有赤白之分，虽《本草》言赤泻丙丁，白入壬癸，然总不失为泄物，故能利窍去湿。利窍则开心益智，导浊生津；去湿则逐水燥脾，补中健胃。祛惊痫，厚肠脏，治痰之本，助药之降。以其味有微甘，故曰补阳，但补少利多，故多服最能损目，久弱极不相宜。若以人乳拌晒，乳粉既多，补阴亦妙。

茯神 百八八

附根而生近，故能入心经，通心气，补健忘，止恍惚惊悸。虽《本草》所言如此，然总不外于渗降之物，与茯苓无甚相远也。

74

猪苓 _{百八九}

味微苦甘，气平，阳中阴也。性善降渗，入膀胱、肾经。通淋消水肿，除湿利小便。因其苦，故能泄滞，因其淡，故能利窍。亦解伤寒湿热脚气白浊，亦治妊娠子淋胎肿。

桑寄生 _{百九十}

味苦，性凉。主女子血热崩中胎漏，固血安胎，及产后血热诸疾，去风热湿痹、腰膝疼痛，长须眉，坚发齿，凉小儿热毒，痈疳疮癫。

琥珀 _{百九一}

味甘淡，性平。安五脏，清心肺，定魂魄，镇癫痫，杀邪鬼精魅，消瘀血痰涎，解蛊毒，破癥结，通五淋，利小便，明目磨翳，止血生肌，亦合金疮伤损。

松香 _{百九二}

味苦辛，温。治痈疽恶疮，头疡白秃，风湿疥癣。酒煮糊丸，可治历节风痛，亦治妇人崩带。煎膏则活血生肌，排脓止痛。塞牙孔杀虫。敷刺入肉中自出。加铜末研掺，大治金疮折伤。

乳香 _{百九三}

味苦辛，性温，微热。辟邪恶诸气，治霍乱，通血脉，止大肠血痢疼痛，及妇人气逆血滞，心腹作痛，消痈疽诸毒，托里护心，活血定痛，舒筋脉，疗折伤。煎膏止痛长肉。

没药 百九四

味苦，气平。能破血散血，消肿止痛。疗金疮杖疮，诸恶疮，痔漏痈肿。破宿血癥瘕，及堕胎产后血气作痛。凡治金刃跌坠，损伤筋骨，心腹血瘀作痛者，并宜研烂热酒调服，则推陈致新，无不可愈。

阿魏 百九五

味苦辛，性热，有毒。其气辛臭，乃能辟夺臭气，逐瘟疫瘴疟，传尸鬼气恶气。疗霍乱隔噎颓疝，心腹疼痛，杀诸小虫牙虫。破癥积，消癖块，除蛊毒，及一切荤菜牛羊鱼肉诸毒。或散或丸，随意可服。

樟脑 百九六

味辛微苦，性热。善通关窍，破滞气。辟中恶邪气，治疥癣，杀虫除蠹，著鞋中，去脚气。烧烟熏衣筐席簟，除蚤虱壁虱。北方新生小猫极多跳蚤，用此拌面研匀掺擦之，则尽落无遗，亦妙方也。

龙脑 百九七　即冰片。

味微甘，大辛。敷用者，其凉如冰，而气雄力锐，性本非热，阳中有阴也。善散气散血，散火散滞，通窍辟恶，逐心腹邪气，疗喉痹脑痛，鼻息齿痛，伤寒舌出，小儿风痰，邪热急惊，痘疔黑陷，凡气壅不能开达者，咸宜佐使用之。亦通耳窍，散目热，去目中赤肤翳障，逐三虫，消五痔，疗一切恶疮聚毒，下疳痔漏疼痛。亦治妇人气逆难产，研末少许，新汲水服之则下，以热酒服之则能杀人。凡用此者，宜少而暂，多则走散真气，大能损人。

血竭 百九八

味甘咸微涩，性平。善破积血，止痛生肌，疗金疮折伤打损，血瘀疼痛，内伤血逆，妇人血气凝滞，亦能生血补虚，俱可为末酒服，并治一切恶疮癣疥久不合口。然性能引脓，不宜多用。

芦荟 百九九

味大苦，性大寒。气味俱厚，能升能降。除风热烦闷，清肺胃郁火，凉血清肝明目，治小儿风热急惊癫痫，五疳热毒，杀三虫，及痔漏热疮。单用杀疳蛔。吹鼻治脑疳、鼻热、鼻痒、鼻痔。研末敷虫牙。同甘草敷湿癣杀虫，出黄水极妙。

干漆 二百

味辛，性温，有毒，能疗绝伤，续筋骨，杀三虫，去蛔虫，削年深坚结之积滞，破日久凝聚之瘀血。用须炒熟入药，不尔损人肠胃。若外著其毒而生漆疮者，惟杉木汤、紫苏汤、蟹汤浴之可解，或用香油调铁锈涂之。

苏合油二百一

味甘辛，性温。能辟邪恶诸气，杀鬼魅蛊毒虫毒，疗癫痫温疟，止气逆疼痛。亦通神明，可除梦魇。

孩儿茶二百二

味苦微涩，性凉。能降火生津，清痰涎咳嗽，治口疮喉痹烦热，止消渴吐血衄血，便血溺血，湿热痢血，及妇人崩淋，经血不止，小儿疳热、口疳、热疮、湿烂诸疮，敛肌长肉，亦杀诸虫。

谷 部

麦芽 二百三

味甘微咸，气温。善于化食和中，破冷气，消一切米面诸果食积，去心腹胀满，止霍乱，除烦热，消痰饮，破癥结，宽肠下气。病久不食者，可借此谷气以开胃；元气中虚者，毋多用此以消肾。亦善催生落胎。单服二两，能消乳肿。其耗散血气如此，而脾胃虚弱、饮食不消方中，每多用之何也？故妇有胎妊者，不宜多服。

神曲 二百四

味甘，气平。炒黄入药。善助中焦土脏，健脾暖胃，消食下气，化滞调中，逐痰积，破癥瘕，运化水谷，除霍乱胀满呕吐，其气腐，故能除湿热；其性涩，故又止泻痢。疗女人胎动因滞，治小儿腹坚因积。若妇人产后欲回乳者，炒研酒服二钱，日二即止，甚验。若闪挫腰痛者，淬酒温服最良。

白扁豆 二百五

味甘，气温。炒香用之，补脾胃气虚，和呕吐霍乱，解河豚酒毒，止泻痢温中，亦能清暑治消渴，欲用轻清缓补者，此为最当。

薏仁二百六

味甘淡，气微凉。性微降而渗，故能去湿利水。以其去湿，故能利关节，除脚气，治痿弱拘挛湿痹，消水肿疼痛，利小便热淋，亦杀蛔虫。以其微降，故亦治咳嗽唾脓，利膈开胃。以其性凉，故能清热，止烦渴上气。但其功力甚缓，用为佐使宜倍。

绿豆二百七

味甘，性凉。能清火清痰下气，解烦热，止消渴，安精神，补五脏阴气，去胃火吐逆，及吐血衄血，溺血便血，湿热泻痢肿胀，利小水，疗丹毒风疹，皮肤燥涩，大便秘结，消痈肿痘毒，汤火伤痛，解酒毒鸩毒，诸药食牛马金石毒，尤解砒霜大毒。或用囊作枕，大能明耳目，并治风头痛。

粟壳二百八

味微甘，性多涩。泡去筋膜，醋拌炒用，甚固大肠，久痢滑泻必用，须加甘补同煎。久虚咳嗽劫药，欲用须辨虚实。脱肛遗精，俱所当用，湿热下痢，乃非所宜。

麻仁二百九　即黄麻也，亦名大麻。

味甘平，性滑利。能润心肺，滋五脏，利大肠风热结燥，

行水气，通小便湿热，秘涩五淋，去积血，下气，除风湿顽
痹，关节血燥拘挛，止消渴，通乳汁，产难催生，经脉阻滞。
凡病多燥涩者宜之。若下元不固，及便溏阳痿，精滑多带者，
皆所忌用。

果　部

芡实二百十

味甘，气平，入脾肾两脏。能健脾养阴止渴，治腰膝疼痛，强志益神，聪明耳目，补肾固精，治小便不禁，遗精白浊带下，延年耐老。或散丸、或煮食皆妙。但其性缓，难收奇效。

杏仁二一一

味苦辛微甘，味厚于气，降中有升。有毒。入肺胃大肠经。其味辛，故能入肺润肺，散风寒，止头痛，退寒热咳嗽，上气喘急，发表解邪，疗温病脚气。其味苦，降性最疾，观其澄水极速可知。故能定气逆上冲，消胸腹急满胀痛，解喉痹，消痰下气，除惊痫烦热，通大肠气闭干结，亦杀狗毒。佐半夏、生姜，散风邪咳嗽；佐麻黄发汗，逐伤寒表邪；同门冬、乳酥煎膏，润肺治咳嗽极妙；同轻粉研匀油调，敷广疮肿毒最佳。尤杀诸虫牙虫，及头面黯斑瘙疱。元气虚陷者勿用，恐其沉降太泄。

桃仁二一二

味苦辛微甘，气平，阴中有阳，入手足厥阴经。去皮尖用。善治瘀血血闭，血结血燥，通血隔，破血癥，杀三虫，润大便，逐郁滞，止鬼疰血逆疼痛膨胀，疗跌仆损伤。若血枯经闭者，不可妄用。

木瓜 二一三

味酸，气温。用此者，用其酸敛，酸能走筋，敛能固脱。入脾、肺、肝、肾四经，亦善和胃。得木味之正，故尤专入肝，益筋走血，疗腰膝无力，脚气，引经所不可缺。气滞能和，气脱能固，以能平胃，故除呕逆霍乱转筋，降痰去湿行水。以其酸收，故可敛肺禁痢，止烦满，止渴。

陈皮 二一四

味苦辛，性温散，气实痰滞必用。留白者，微甘而性缓；去白者，用辛而性速。泻脾胃痰浊、肺中滞气，消食开胃，利水通便，吞酸嗳腐，反胃嘈杂。呃逆胀满堪除，呕吐恶心皆效。通达上下，解酒除虫，表里俱宜，痈疽亦用。尤消妇人乳痈，并解鱼肉诸毒。

青皮 二一五

味苦辛微酸，味厚，沉也，阴中之阳。苦能去滞，酸能入肝，又入少阳、三焦、胆腑。削坚癖，除胁痛，解郁怒，劫疝疏肝破滞气，宽胸消食。老弱虚羸，戒之勿用。

槟榔 二一六

味辛涩，微苦微甘，气微温。味厚气薄，降中有升，阴中阳也。能消宿食，解酒毒，除痰癖，宣壅滞，温中快气。治腹胀积聚，心腹疼痛喘急，通关节，利九窍，逐五膈、奔豚、膀胱诸气，杀三虫，除脚气，疗诸疟瘴疠湿邪。《本草》言其治后重如马奔，此亦因其性温行滞而然。若气虚下陷者，乃非所宜。又言其破气极速，较枳壳、青皮尤甚。若然，则广南之人，朝夕笑噬而无伤，又岂破气极速者？总之，此物性温而辛，故能醒脾利气，味甘兼涩，故能固脾壮气，是诚行中有留之剂。观《鹤林玉露》云：饥能使之饱，饱能使之饥，醉能使之醒，醒能使之醉。于此四句详之，可得其性矣。其服食之法：小者气烈，俱以入药。广中人惟用其大而扁者，以米泔水浸而待用，每一枚切四片，每服一片；外用细石灰以水调如稀糊，亦预制待用。用时以蒌叶一片，抹石灰一二分，入槟榔一片，裹而嚼服。盖槟榔得石灰则滑而不涩，石灰、蒌叶得槟榔则甘而不辣。服后必身面俱暖，微汗微醉，而胸腹豁然。善解吞酸，消宿食，辟岚瘴，化痰醒酒下气，健脾开胃润肠，杀虫消胀，固大便，止泻痢。又，服法：如无蒌叶，即以肉桂，或大茴香，或陈皮俱可代用，少抹石灰，夹而食之。然此三味之功，多在石灰、蒌叶，以其能燥脾温胃也，然必得槟榔为助，其功始见。此物理相成之妙，若有不可意测者。一、大约此物与烟性略同，但烟性峻勇，用以散表逐寒，则烟胜于此；槟榔稍缓，用以和中暖胃，则此胜于烟。二者皆壮气辟邪之要药，故滇广中人一日不可少也。又，习俗之异，在广西用老槟榔，滇中人用清嫩槟榔，广东人多在连壳腌槟榔，亦各得其宜耳。

乌梅二一七

味酸涩，性温平。下气，除烦热，止消渴，吐逆反胃，霍乱，治虚劳骨蒸，解酒毒，敛肺痈肺痿，咳嗽喘急，消痈疽疮毒，喉痹乳蛾，涩肠止冷热泻痢，便血溺血，崩淋带浊，遗精梦泄，杀虫伏蛔，解虫、鱼、马汗、硫黄毒。和紫苏煎汤，解伤寒时气瘴疟，大能作汗，取肉烧存性，研末，敷金疮恶疮，去腐肉胬肉死肌，一夜立尽，亦奇方也。

山楂二一八

味甘微酸，气平，其性善于消滞。用此者，用其气轻，故不甚耗真气。善消宿食痰饮吞酸，去瘀血疼痛，行结滞，驱膨胀，润肠胃，去积块，亦祛癫疝，仍可健脾，小儿最宜。亦发疮疹。妇人产后儿枕痛，恶露不尽者，煎汁入沙糖服之，立效。煮汁洗漆疮亦佳。肠滑者少用之。

甜瓜蒂二一九　一名苦丁香。

味苦，性寒，有毒。阴中有阳，能升能降。其升则吐，善涌湿热顽痰积饮，去风热头痛，癫痫喉痹，头目眩晕，胸膈胀满，并诸恶毒在上焦者，皆可除之。其降则泻，善逐水湿痰饮，消浮肿水膨，杀蛊毒虫毒，凡积聚在下焦者，皆能下之。盖其性峻而急，不从上出，即从下出也。若治鼻中息肉，不闻香臭，当同麝香、细辛为末，以棉裹塞鼻中，日一换之，当渐消缩。

大腹皮 二百二十

味微辛，性微温。主冷热邪气，下一切逆气滞气攻冲心腹大肠，消痰气吞酸痞满，止霍乱，逐水气浮肿，脚气瘴疟，及妇人胎气恶阻胀闷，并宜加姜盐同煎。凡用时，必须酒洗炒过，恐其有鸩鸟毒也。

吴茱萸 二二一

味辛苦，气味俱厚，升少降多，有小毒。能助阳健脾，治胸膈停寒，胀满痞塞，化滞消食，除吞酸呕逆霍乱，心腹蓄冷，中恶绞痛，寒痰逆气，杀诸虫鬼魅邪疰，及下焦肝、肾、膀胱寒疝，阴毒疼痛，止痛泻血痢，厚肠胃，去湿气肠风痔漏，脚气水肿。然其性苦善降，若气陷而元气虚者，当以甘补诸药制而用之。

菜 部

山药 ニニニ

味微甘而淡，性微涩。所以能健脾补虚，涩精固肾，治诸虚百损，疗五劳七伤，第其气轻性缓，非堪专任，故补脾肺必主参术，补肾水必君茱地，涩带浊须补骨脂＼同研，固遗泄仗菟丝相济。诸凡固本丸药，亦宜捣末为糊。总之性味柔弱，但可用为佐使。

干姜 ニニ三

味辛微苦，性温热。生者能散寒发汗，熟者能温中调脾。善通神明，去秽恶，通四肢关窍，开五脏六腑，消痰下气，除转筋霍乱，逐风湿冷痹，阴寒诸毒，寒痞胀满，腰腹疼痛，扑损瘀血，夜多小便。孙真人曰：呕家圣药是生姜。故凡脾寒呕吐宜兼温散者，当以生姜煨熟用之。若下元虚冷而为腹疼泻痢，专宜温补者，当以干姜炒黄用之，若产后虚热虚火盛而唾血痢血者，炒焦用之。若炒至黑炭，已失姜性矣。其亦有用以止血者，用其黑涩之性已耳。若阴盛格阳，火不归源及阳虚不能摄血而为吐血衄血下血者，但宜炒熟留性用之，最为止血之要药。若阴虚内热多汗者，皆忌用姜。

大茴香 二二四

味辛，气温，入心肾二脏。气味香甜，能升能降，最暖命门。故善逐膀胱寒滞，疝气腰疼，亦能温胃止吐，调中止痛，除霍乱反胃，齿牙口疾，下气解毒，兼理寒湿脚气。调和诸馔，逐臭生香。

小茴香 二二五

气味略轻，治亦同前。但大茴性更暖，而此则稍温耳。

白芥子 二二六

味大辛，气温。善开滞消痰，疗咳嗽喘急，反胃呕吐，风毒流注，四肢疼痛，尤能祛辟冷气，解肌发汗，消痰癖疟痞，除胀满极速。因其味厚气轻，故开导虽速而不甚耗气。既能除胁肋皮膜之痰，则他近处者不言可知。善调五脏，亦熨散恶气，若肿毒乳癖痰核初起，研末用醋或水调敷甚效。

萝卜子 二二七

味大辛，气温，气味俱厚，降也。善于破气消痰，定喘除胀，利大小便，有推墙倒壁之功。研水搅薄饮之，立吐风痰尽出。胃有气食停滞致成鼓胀者，非此不除。同醋研敷，大消肿毒。中气不足，切忌妄用。

88

葱二二八

味辛，性温。善散风寒邪气，通关节，开腠理，主伤寒寒热，天行时疾头痛，筋骨酸疼，行滞气，除霍乱转筋，奔豚脚气，阴邪寒毒，阳气脱陷，心腹疼痛，及虫积气积，饮食毒百药毒，利大小便，下痢下血，小儿盘肠内钓，妇人溺血，通乳汁，散乳痈，消痈疽肿毒。捣罨伤寒结胸，及金疮折伤血瘀血出，疼痛不止，涂猘犬伤，亦制蚯蚓毒。

蒜二二九

味辛，性温，有小毒。善理中温胃，行滞气，辟肥腻，开胃进食，消寒气寒痰，面积食积，鱼肉诸积，邪痹膨胀，宿滞不安，杀溪毒水毒，蛊毒蛇虫毒。捣烂可灸痈疽，涂疔肿，敷蛇虫沙虱毒甚良。

韭菜二百三十

味辛甘微涩，性温。善温中，安五脏，和胃气，健脾气，除浊气。开胃进食，祛心腹痼冷疝癖，隔噎滞气，止消渴、泻痢脓血、腹中冷痛，壮肾气，暖腰膝，疗泄精带浊。俱宜常煮食之，大能益人。若欲消胃脘瘀血作痛，及中风痰盛失音，上气喘急，或中饮食药毒，或暴见吐血衄血溺血，打扑瘀血，妇人经滞血逆，上冲心腹，或被狂犬蛇虫恶毒，势在危急者，俱宜捣生韭汁服之，或从吐出，或从内消，皆得愈也。或用煎汤熏产妇血晕，亦可洗肠痔脱肛。

韭子ニ三一

味辛，性温，阴中阳也。宜炒黄用之。主梦泄遗精溺血，暖腰膝，壮阳道，治鬼交，补肝肾命门，止小便频数遗溺，及妇人白淫白带，阴寒小腹疼痛。

百合ニ三二

味微甘淡，气平功缓。以其甘缓，故能补益气血，润肺除嗽，定魄安心，逐惊止悸，缓时疫咳逆，解乳痈喉痹，兼治痈疽，亦解蛊毒，润大小便，消气逆浮肿。仲景用之以治百合证者，盖欲藉其平缓不峻，以收失散之缓功耳。虚劳之嗽，用之颇宜。

蒲公英ニ三三 即黄花地丁。

味微苦，气平。独茎一花者是，茎有桠者非。入阳明、太阴、少阳、厥阴经。同忍冬煎汁，少加酒服，溃坚消肿，散结核瘰疬最佳，破滞气，解食毒，出毒刺俱妙。若妇人乳痈，用水酒煮饮，以渣封之立消。

金石部

金箔 二三四

味辛平，性寒，生者有毒。气沉质重，降也，阴也。能镇心神，降邪火，坠痰涎，疗风热上壅，吐血衄血，神魂飞荡，狂邪躁扰，及小儿惊风癫痫，痰滞心窍，上气咳喘，安魂魄，定心志。凡邪盛于上，宜降宜清者，皆所当用。若阳虚气陷，滑泄清寒者，俱当避之。

水银 二三五

性辛寒，有大毒。能利水道，去热毒。同黑铅结砂，则镇坠痰涎；同硫黄结砂，则疗劫危疾。极善堕胎，杀诸虫及疥癣癞疮，凡有虫者皆宜之。亦善走经络，透骨髓，逐杨梅疯毒。其他内证，不宜轻用，头疮亦不可用，恐入经络，必缓筋骨，百药不治也。李时珍曰：水银乃至阴之精，禀沉著之性，得凡火煅炼，则飞腾灵变，得人气熏蒸，则入骨钻筋，绝阳蚀脑，阴毒之物，无似之者。而《大明》言其无毒，《本经》言其久服神仙，甄权言其还丹元母，《抱朴子》以为长生之药，六朝以下，贪生者服食，致成废笃而丧厥躯，不知若干人矣。方士固不足道，本草其可妄言哉？水银但不可服食耳，而其治病之功，不可掩也。

轻粉 二三六

味微辛，性温燥，有大毒。升也，阳也。治痰涎积聚，消
水肿鼓胀，直达病所，尤治瘰疬诸毒疮，去腐肉，生新肉，杀
疮癣疥虫，及鼻上酒齇，风疮瘙痒。然轻粉乃水银加盐矾升炼
而成，其以金火之性，燥烈流走，直达骨髓，故善损齿牙。虽
善劫痰涎水湿疮毒，涎从齿缝而出，邪得劫而暂开，病亦随
愈，然用不得法，则金毒窜入经络，留而不出，而伤筋败骨，
以致筋挛骨痛，痈疮痔漏，遂成废痼，其害无穷。尝见丹家升
炼者，若稍失固济，则虽以铁石为鼎，亦必爆裂，而矧以人之
脏腑血气乎？陈文中曰：轻粉下痰而损心气，小儿不可轻用，
伤脾败阳，必变他证，初生者尤宜慎之。

铜青 二三七 即铜绿。

此铜之精华，惟醋制者良，卤制者毒也。味酸涩，性收
敛。善治风眼烂弦流泪，合金疮，止血，明目，去肤赤息肉，
治恶疮、口鼻疳疮。若治走马牙疳，宜同滑石、杏仁等份为
末，擦之立愈。

朱砂 二三八

味微甘，性寒，有大毒。通禀五行之气，其色属火也，其
液属水也，其体属土也，其气属木也，其入属金也，故能通五
脏。其入心可以安神而走血脉，入肺可以降气而走皮毛，入脾
可逐痰涎而走肌肉，入肝可行血滞而走筋膜，入肾可逐水邪而

走骨髓，或上或下，无处不到。故可以镇心逐痰，祛邪降火，治惊痫，杀虫毒，祛蛊毒鬼魅中恶，及疮疡疥癣之属。但其体重性急，善走善降，变化莫测，用治有余，乃其所长，用补不足，及长生久视之说，则皆谬妄不可信也。若同参、芪、归、术兼朱砂以治小儿，亦可取效。此必其虚中夹实者乃宜之，否则不可概用。

银朱二三九

乃水银同硫黄升炼而成。味辛，温，有毒。破积滞，劫痰涎，善疗疮癣恶疮，杀虫毒蚤虱。惟烧烟熏之，或以枣肉拌烟擦之，其功尤捷。

灵砂二百四十

味甘，性温，主五脏百病，养神志。安魂魄，通血脉，明耳目，调和五脏。主上盛下虚，痰涎壅盛，头旋吐逆，霍乱反胃，心腹冷痛。升降阴阳，既济水火，久服通神明，杀精魅恶鬼，小儿惊吐，其效如神。研末，糯米糊为丸，枣汤服，最为镇坠神丹也。或以阴阳水送下尤妙。按：胡演《丹药秘诀》云：升灵砂法，用新锅安逍遥炉上，以蜜揩锅底，文火下烧，入硫黄二两，熔化，投水银半斤，以铁匙急搅，作青砂头。如有焰起，喷醋解之。待汞不见星，取出细研，盛入水火鼎内，盐泥固济，下以自然火升之，干水十二盏为度，取出如束针纹者，成矣。

硫黄 二四一

味苦微酸，性热，有毒。疗心腹冷积冷痛，霍乱咳逆上气，及冷风顽痹寒热，腰肾久冷，脚膝疼痛，虚寒久痢滑泄。壮阳道，补命门不足，阳气暴绝，妇人血结，小儿慢惊，尤善杀虫，除疥癣恶疮。老人风秘，用宜炼服。亦治阴证伤寒，厥逆烦躁，腹痛脉伏将危者，以硫黄为末，艾汤调服二三钱，即可得睡。汗出而愈。

雄黄 二四二

味苦甘辛，性温，有毒。消痰涎，治癫痫岚瘴，疟疾寒热，伏暑泻痢，酒癖，头风眩晕。化痰血，杀精物鬼疰，蛊毒邪气，中恶腹痛，及蛇虺百虫兽毒，疥癞疳虫蟨疮。去鼻中息肉，痈疽腐肉，并鼠瘘广疮痔等毒。欲逐毒蛇，无如烧烟熏之，其畏遁尤速。

自然铜 二四三

味辛平，性凉。能疗折伤，散瘀血，续筋骨，排脓止疼痛，亦镇心神，安惊悸。宜研细水飞用，或以酒磨服。然性多燥烈，虽其接骨之功不可泯，而绝无滋补之益，故用不可多，亦不可专任也。

黄丹 二四四

味辛，微咸微涩。性重而收，大能燥湿，故能镇心安神，坠痰降火。治霍乱吐逆，咳嗽吐血，镇惊痫癫狂客忤，除热下气，止疟止痢，禁小便，解热毒，杀诸虫毒。治金疮火疮湿烂，诸疮血溢，止痛生肌长肉，收阴汗，解狐臭，亦去翳障明目。

白矾 二四五

味酸涩，性凉，有小毒。所用有四：其味酸苦，可以涌泄，故能吐下痰涎，治癫痫黄疸。其性收涩，可固脱滑，故能治崩淋带下，肠风下血，脱肛阴挺，敛金疮止血。烧枯用之，能止牙缝出血，辟狐腋气，收阴汗脚汗。其性燥，可治湿邪，故能止泻痢，敛浮肿，汤洗烂弦风眼；其性毒，大能解毒定痛，故可疗痈疽疔肿，鼻齆息肉，喉痹瘰疬、恶疮疥癣，去腐肉，生新肉，及虎犬蛇虫蛊毒。或丸或散，或生或枯，皆有奇效。

石脂 二四六

味甘涩，性温平。脂有五色，而今入药者，惟赤白二种，乃手足阳明、足厥阴、少阴药也。其味甘而温，故能益气调中，其性涩而重，故能收湿固下。调中则可疗虚烦惊悸，止吐血衄血，壮筋骨，厚肠胃，除水湿黄疸，痈肿疮毒，排肿长肉，止血生肌之类是也。固下则可治梦泄遗精，肠风泻痢，血崩带浊，固大肠，收脱肛、痔漏、阴疮之类是也。又治产难胞衣不出，东垣曰：胞衣不出，惟涩剂可以下之。即此是也。然脂有五种，虽在《本经》言各随五色补五脏，又云白入气分，赤入血分。第五脂之味性略同，似亦不必强分者。且其性黏如膏，故用固炉鼎甚良。

炉甘石_{二四七}

味甘涩，性温，能止血消肿毒，生肌敛疮口，去目中翳膜赤肿，收湿烂。同龙脑，点治目中一切诸病。宜用片子炉甘，其色莹白，经火煅而松腻味涩者为上。制宜炭火煅红。童便淬七次，研粉，水飞过，晒用。若煅后坚硬，不松不腻者，不堪也。

硼砂_{二四八}

味咸微甘，阴也，降也。消痰涎，止咳嗽，解喉痹，生津液，除上焦湿热噎膈，癥瘕瘀血，退眼目肿痛翳障，口齿诸病，骨哽恶疮。或为散丸，或噙化咽津俱可。

水粉_{二四九}　即官粉，亦名胡粉。

味辛，性寒，有毒。善杀虫坠胎，治痈疽疮毒，湿烂诸疮，下疳瘘溃不收，亦治疥癣狐臭。黑须发。虽亦能坠痰消食，然惟外证所宜，而内伤诸病，似亦不宜用之。

密陀僧_{二百五十}

味咸平，有小毒。能镇心神，消痰涎，治惊痫咳嗽，呕逆反胃，疟疾下痢，止血杀虫，消积聚，治诸疮肿毒，鼻齄面黚汗斑，金疮五痔，辟狐臭，收阴汗脚气。

石膏 二五一

味甘辛，气大寒。气味俱薄，体重能沉，气轻能升，阴中有阳。欲其缓者煅用，欲其速者生用。用此者，用其寒散清肃，善祛肺、胃、三焦之火，而尤为阳明经之要药。辛能出汗解肌，最逐温暑热证而除头痛；甘能缓脾清气，极能生津止渴而却热烦。邪火盛者不食，胃火盛者多食，皆其所长。阳明实热牙疼，太阴火盛痰喘，及阳狂热结热毒，发斑发黄，火载血上，大吐大呕，大便热秘等证，皆当速用。胃虚弱者忌服，阴虚热者禁尝，若误用之，则败阳作泻，必反害人。

滑石 二五二

味微甘，气寒，性沉滑，降中有升，入膀胱、大肠经。能清三焦表里之火，利六腑之涩结，分水道，逐凝血，通九窍，行津液，止烦渴，除积滞，实大肠，治泻痢淋秘白浊，疗黄疸水肿脚气，吐血衄血，金疮出血，诸湿烂疮肿痛。通乳亦佳，堕胎亦捷。

青礞石 二五三

味微甘微咸，其性下行，降也，阴也，乃肝脾之药。此药重坠，制以硝石，其性更利。故能消宿食癥积顽痰，治惊痫咳嗽喘急。《宝鉴》言礞石为治痰利惊之圣药，若吐痰在水上，以石末掺之，痰即随水而下，则其沉坠之性可知。杨士瀛谓其功能利痰，然性非胃家所好。而王隐君谓痰为百病母，不论虚实寒热概用滚痰丸，通治百病，岂理也哉？是以实痰坚积，乃其所宜。然久病痰多者，必因脾虚。人但知滚痰丸可以治痰，而不知虚痰服此，则百无一生矣。

朴硝二五四

味苦咸辛，气寒。阴也，降也，有毒。其性峻速。咸能软坚，推逐陈积，化金石药毒，去六腑壅滞胀急，大小便不通，破瘀血坚瘕实痰，却湿热疫痢，伤寒胀闭热狂，消痈肿排脓，凡属各经实热，悉可泻除。孕妇忌用，最易堕胎；虚损误吞，伤生反掌。

玄明粉二五五

味辛微甘，性冷，沉也，阴也。降心火，祛胃热，消痰涎，平伤寒实热狂躁，去胸膈脏腑宿滞癥瘕，通大便秘结，阴火疼痛，亦消痈疽肿毒。

海石二五六

味咸，性微寒，阳中阴也。善降火下气，消食，消热痰，化老痰，除瘿瘤结核，解热渴热淋，止痰嗽喘急，消积块，软坚癥，利小湿、疝气，亦消疮肿。

花蕊石二五七

此药色如硫黄，黄石中间有淡白点，故名也。李时珍曰：此药旧无气味，今尝试其气平，其味涩而酸，盖厥阴经血分药也。其功专于止血，能使血化为水，酸以收之也。若治金疮出血，则不必制，但刮末敷之则合，仍不作脓，及治一切损伤失血。又疗妇人恶血血晕，下死胎，落胞衣，去恶血，血去而胎胞自落也。凡入丸散，须用罐固济，火煅过，研细，水飞用之。

代赭石 二五八

味微甘，性凉而降，血分药也，能下气降痰清火，除胸腹邪毒，杀鬼物精气，止反胃吐血衄血，血痹血痢，血中邪热，大人小儿惊痫，狂热入脏，肠风痔漏，脱精遗溺，及妇人赤白带下，难产胞衣不出，月经不止，俱可为散调服。亦治金疮，生肌长肉。

硇砂 二五九

味咸苦大辛，性大热，有毒。善消恶肉腐肉生肌，敷金疮生肉，去目翳胬肉，除痣黡疣赘，亦善杀虫毒，水调涂之，或研末掺之立愈。《本草》言其消瘀血宿食，破结气，止反胃，肉食饱胀，暖子宫，大益阳事。但此物性热大毒，能化五金八石，人之脏腑岂能堪此？故用以治外则可，用以服食则不宜也。若中其毒，惟生绿豆研汁饮一二升，乃可解之。

青盐 二百六十

味咸微甘，性凉。能降火消痰明目，除目痛，益肾气，除五脏癥结，心腹积聚，吐血溺血，齿牙疼痛出血，杀毒虫，除疥癣诸虫，及斑蝥芫青诸毒。此盐不经火炼而成，其味稍甘，虽性与大盐略同，而滋益之功则胜之。

石灰二六一

味辛，温，有毒。能止水泻血痢，收白带白淫，可倍加茯苓为丸服之。此外如散血定痛，敷痈毒，消结核瘿瘤，恶疮腐肉，白癜黡斑息肉，收脱肛阴挺，杀痔漏诸虫，止金疮血出，生肌长肉，或为末可掺，或用醋调敷俱妙。能解酒酸，亦解酒毒。

禽兽部

鸡血 二六二

味咸，性平。主疗痿痹中恶腹痛，解丹毒、蛊毒、虫毒、盐卤毒，及小儿惊风便结，亦能下乳，俱宜以热血服之。若马咬人伤，宜以热血浸之。

鸡冠血治白癜风，经络风热，涂囟颊，治口㖞不正。卒灌之，治缢死欲绝，及小儿卒惊客忤。和酒服，发痘最佳。涂诸疮癣蜈蚣、蜘蛛、马啮等毒。若百虫入耳，宜用热血滴之。

鸭血 二六三

味咸微凉，善解诸毒。凡中金银丹石砒霜盐卤毒者，俱宜服此解之。若野葛毒杀人至死，热饮之，入口即解。若溺水死者，灌之即活。蚯蚓咬疮，涂之即愈。

虎骨 二六四

味微辛，气平。主百邪恶气，杀鬼精，心腹诸痛，止惊悸，壮筋骨，治肢体毒风拘挛，走注疼痛，辟伤寒温疟，及恶疮鼠瘘，犬咬诸毒。头骨作枕，辟恶梦魇魅，置户上，辟鬼祟。寇宗奭曰：风从虎者，风木也，虎金也，木受金制，安得弗从，故可治风病挛急走注，风毒癫厥惊痫诸病。李时珍曰：

虎骨通可用。凡辟邪疗惊痫头风，温疟疮疽，当用头骨；治手足诸风，当用胫骨；治腰背诸风，当用脊骨，亦各从其类也。吴球曰：虎之一身筋节气力皆出前足，故以胫骨为胜。

象牙二六五

味甘，气凉。能清心肾之火，可疗惊悸风狂，骨蒸痰热，鬼精邪气，痈毒诸疮，并宜生屑入药煮服。若诸物鲠刺喉中，宜磨水饮之。竹木刺入肌肉，宜刮牙屑和水敷之即出。

鹿角胶二六六

味甘咸，气温。大补虚羸，益血气，填精髓，壮筋骨，长肌肉，悦颜色，延年益寿。疗吐血下血，溺精溺血，及妇人崩淋，赤白带浊，血虚无子，止痛安胎，亦治折跌损伤，疮疡肿毒。善助阴中之阳，最为补阴要药。

鹿茸二六七

味甘咸，气温。破开涂酥炙黄脆入药。益元气，填真阴，扶衰羸瘦弱，善助精血，尤强筋骨，坚齿牙，益神志。治耳聋目暗，头脑眩晕。补腰肾虚冷，脚膝无力，夜梦鬼交，遗精滑泄，小便频数，虚痢溺血，及妇人崩中漏血，赤白带下。道家云：惟有斑龙顶上珠，能补玉堂关下血者，即此是也。若得嫩而肥大如紫茄者，较之鹿角胶，其功力为倍。

犀角二六八

味苦辛微甘，气寒。气味俱轻，升也，阳也。其性灵通，长于走散，较诸角为甚。药用黑色，功力在尖。专入阳明，清胃火，亦施他脏，凉心定神镇惊，泻肝明目，能解大热，散风毒阳毒，瘟疫热烦。磨汁治吐血衄血下血，及伤寒蓄血，发狂发黄，发斑谵语，痘疮稠密，内热黑陷，或不结痂。亦散疮毒痈疡，脓血肿痛，杀妖狐精魅鬼疰、百毒蛊毒，钩吻、鸩羽、蛇毒，辟溪瘴山岚恶气。其性升而善散，故治伤寒热毒闭表，烦热昏闷而汗不得解者，磨尖搀入药中，取汗速如响应。仲景云：如无犀角，以升麻代之者，正以此两物俱入阳明，功皆升散。今人莫得其解，每致疑词，是但知犀角之解心热，而不知犀角之能升散，尤峻速于升麻也。倘中气虚弱，脉细无神，及痘疮血虚，真阴不足等证，凡畏汗畏寒畏散者，乃所当忌。或必不得已，宜兼补剂用之。

羚羊角二六九

味咸，性寒。羊本火畜，而此则属木，善走少阳、厥阴二经。故能清肝定风，行血行气，辟鬼疰邪毒，安魂魄，定惊狂、祛魇寐，疗伤寒邪热，一切邪毒，中恶毒风，卒死昏不知人，及妇人子痫强痉，小儿惊悸烦闷，痰火不清。俱宜为末，蜜水调服。或烧脆研末，酒调服之。若治肿毒恶疮，磨水涂之亦可。

牛黄二百七十

味苦辛，性凉，气平，有小毒。忌常山。入心、肺、肝经。能清心退热，化痰凉惊，通关窍，开结滞。治小儿惊痫客忤，热痰口噤，大人癫狂痰壅，中风发痉，辟邪魅中恶，天行疫疾，安魂定魄，清神志不宁，聪耳目壅闭，疗痘疮紫色，痰盛躁狂。亦能堕胎，孕妇少用。

阿胶二七一

味甘微辛，气平，微温。气味颇厚，阳中有阴。制用蛤粉炒珠，入肺、肝、肾三经。其气温，故能扶劳伤，益中气。其性降，故能化痰清肺，治肺痈肺痿，咳唾脓血，止嗽定喘。其性养血，故能止吐血衄血，便血溺血，肠风下痢，及妇人崩中带浊血淋，经脉不调。其味甘缓，故能安胎固漏，养血滋肾，实腠理，止虚汗，托补痈疽肿毒。用惟松脆气清者为佳，坚硬臭劣者不美。

熊胆二七二

味苦，性寒。能退热清心，疗时气黄疸，平肝明目，去翳障，杀蛔蛲，牙虫风痛，及小儿热疳热痰，惊痫瘈疭，疳䘌热痢，俱宜以竹沥化两豆粒许服之，甚良。亦治鼻疮热疮，痔漏肿痛，以汤化涂之，少加冰片尤效。欲辨其真，惟取一粟许，置水面，如线而下一道不散者是也。且凡是诸胆，皆能水面辟尘，惟此尤速，乃亦可辨。

麝香二七三

味苦辛，性温。能开诸窍，通经络，透肌骨，解酒毒，吐风痰，消积聚癥瘕，散诸恶浊气，除心腹暴痛胀急，杀鬼物邪气魇寐，脏腑虫积，蛇虫毒、蛊毒、瘴毒、沙虱毒，及妇人难产，尤善堕胎。用热水研服一粒，治小儿惊痫客忤，镇心安神。疗鼻塞不闻香臭，目疾可去翳膜，除一切恶疮，痔漏肿痛，脓水腐肉，面點斑疹。凡气滞为病者，俱宜用之。若鼠咬虫咬成疮，但以麝香封之则愈。欲辨真假，但置些须于火炭上，有油滚出而成焦黑炭者，肉类也，此即香之本体。若燃火而化白灰者，木类也，是即假搀。

虫鱼部

龙骨二七四

味甘，平，性收涩。其气入肝肾，故能安神志，定魂魄，镇惊悸，涩肠胃，逐邪气，除夜梦鬼交，吐血衄血，遗精梦泄，收虚汗止泻痢，缩小便，禁肠风下血溺血，虚滑脱肛，女子崩淋带浊，失血漏胎，小儿风热惊痫。亦疗肠痈脏毒，内疽阴蚀，敛脓敛疮，生肌长肉，涩可去脱，即此属也。制须酒煮焙干，或用水飞过，同黑豆蒸熟晒干用之。

海螵蛸二七五　即乌贼鱼骨。

味咸，性微温，足厥阴、少阴肝肾药也。咸走血，故专治血病，疗妇人经枯血闭，血崩血淋，赤白带浊，血瘕气瘕，吐血下血，脐腹疼痛，阴蚀疮肿，亦治痎疟，消瘿气，及丈夫阴中肿痛，益精固精，令人有子，小儿下痢脓血，亦杀诸虫，俱可研末饮服。尤治眼中热泪，磨翳去障，并宜研末和蜜点之。为末可敷小儿疳疮痘疮，臭烂脓湿，下疳等疮，跌打出血，汤火诸疮。烧灰存性酒服，治妇人阴户嫁痛。同鸡子黄涂小儿重舌鹅口。同蒲黄末，敷舌肿出血如泉。同槐花末吹鼻，止衄血。同麝香吹耳，治聤耳耳聋。乌贼鱼善补益精气，尤治妇人血枯经闭。

牡蛎 二七六

味微咸微涩，气平。用此者，用其涩能固敛，咸能软坚。专入少阴肾脏，随药亦走诸经。能解伤寒温疟、寒热往来，消瘀血，化老痰，去烦热，止惊痫心脾气痛，解喉痹咳嗽，疝瘕积块，痢下赤白，涩肠止便，禁鬼交遗沥，止滑精带下，及妇人崩中带漏，小儿风痰虚汗。同熟地，固精气，禁遗溺；同麻黄根，敛阴汗；同杜仲，止盗汗；同白术，燥脾利湿；同大黄，善消痈肿；同柴胡，治胁下硬痛；同天花茶，消上焦瘿瘤瘰疬结核。

穿山甲 二七七

味咸平，性微寒。能通经络，达腠理，除山岚瘴气疟疾、风痹强直疼痛，疗小儿五邪惊啼，妇人鬼魅悲泣，下乳汁，消痈肿，排脓血，除疮疥痔漏，通窍杀虫。佐补药行经，善发痘疮。或炮焦投入煎剂，或烧灰存性，酒服方寸匕。亦可用敷恶疮。

青鱼胆 二七八

味苦，性寒。其色青，故入肝胆二经。能消赤目肿痛，点暗目，可吐喉痹痰涎，涂热疮恶疮，亦消鱼骨之鲠。

白花蛇 二七九　即蕲蛇也。

味甘咸，性温，有毒。诸蛇鼻俱向下，惟此蛇鼻向上，而龙头虎口，黑质白花，胁有方胜纹二十四个，口有四长牙，尾上有一佛指甲者是。用宜去头尾各三寸，以防其毒。春秋酒浸三宿，夏一宿，冬五宿，火炙，去尽皮骨，取肉焙干，蜜封藏之，久亦不坏。诸蛇之性皆窜，而此蛇尤速，故善于治风，能透骨髓、走脏腑、彻肌肤，无所不到。疗中风湿痹，骨节疼痛，手足拘挛，不能行立，暴风瘙痒，破伤风，大风癫癣，及小儿惊风搐搦，瘰疬杨梅，风毒恶疮，俱为要药。凡服蛇酒药者，切忌见风。

珍珠 二百八十

味微甘微咸。能镇心明目，去翳磨障。涂面可除𪒟斑，令人润泽好颜色。亦除小儿惊热，安魂魄。为末可敷痘疔痘毒。

龟甲 二八一

味微甘微咸，性微寒，阴也。能治痰疟，破癥坚，祛湿痹伤寒劳役，骨中寒热，消五痔阴蚀诸疮。下甲能补阴血，清阴火，续筋骨，退劳热，疗腰脚酸痛，去瘀血，止血痢漏下赤白，利产难，消痈毒。烧灰可敷小儿头疮难燥，妇人阴疮，臁疮，亦治脱肛。

龟甲膏功用亦同龟甲，而性味浓厚，尤属纯阴。能退孤阳阴虚劳热，阴火上炎。吐血衄血，肺热咳喘，消渴烦扰，热汗惊悸，谵妄狂躁之要药。然性禀阴寒，善消阳气，凡阳虚假热，及脾胃命门虚寒等证，皆切忌之，毋混用也。若误用，久之则必致败脾妨食之患。

僵蚕 二八二

味辛咸，性温，有小毒。辛能散，咸能降，毒能攻毒。轻浮而升，阳中有阴。故能散风痰，去头风，消结核瘰疬，辟痰疟，破癥坚，消散风热，喉痹危证，尤小儿风痰急惊客忤，发痘疮，攻痘毒，止夜啼，杀三虫，妇人乳汁不通，崩中带下。为末可敷丹毒疔肿，拔根极效。灭头面黯斑，及诸疮瘢痕，金疮痔瘘，小儿疳蚀牙龈溃烂，重舌木舌，及大人风虫牙痛，皮肤风疹瘙痒。

蟾蜍 二八三　俗名癞蛤蟆。

眉间有两囊，遍身有颗磊，其中俱有蟾酥，行极迟缓，不能跳跃，亦不解鸣者是也。此物受土气之精，上应月魄，赋性灵异，穴土食虫，能制蜈蚣。入足阳明胃经。消癖气积聚，破坚癥肿胀，治五疳八痢，及小儿劳瘦疳热，杀疳虫，消痈肿鼠瘘，阴疽恶疮。若治破伤风，宜同花椒剁烂，入酒煮熟饮之，通身汗出即愈。亦解猘犬毒。烧灰油调，敷有虫诸恶顽疮，极效。又治瘟毒发斑危剧者，去肠生捣一二枚，绞汁饮之，无不即瘥，或烧灰汤送亦良。

蟾酥　味辛麻，性热，有毒。主治发背痈疽、疔肿、一切恶毒。若治风虫牙痛，及齿缝出血，以纸捻蘸少许点齿缝中，按之即止。

水蛭 二八四

味咸苦，性微寒，有毒。能逐恶血瘀血，破血癥积聚，通经闭，和水道，堕胎，治赤白游疹，痈疽肿毒，及折伤跌仆，瘀血不散。制用之法：当取田间唼人腹中有血者佳。须晒干细锉，以微火炒黄熟方可用，或以冬收猪脂煎令焦黄用之亦可。不尔入腹则活，最能生子害人。若受其害，惟以田泥水或黄土水饮数升，则必尽下，盖此物得土气即随土走也。或以牛羊热血一二升，同猪脂饮之亦下也。

鳖甲 二八五

味咸，气平，此肝脾肾血分药也。能消癥瘕坚积，疗温疟，除骨节间血虚劳热，妇人血癥恶血，漏下五色，经脉不通，治产难，能堕胎，及产后寒热阴脱，小儿惊痫，斑痘烦喘，亦消疮肿肠痈，扑损瘀血，敛溃毒，去阴蚀痔漏恶肉。然须取活鳖大者，去肉，用醋煮干，炙燥用之。若诸煮熟肋骨露出者不堪用。

蜈蚣 二八六　　一名即蛆，赤足者良。

味辛，温，有毒。能唊诸蛇，杀诸蛇虫鱼鬼疰诸毒，去三虫，攻瘰疬便毒，痔瘘丹毒，亦疗小儿惊风脐风，丹毒秃疮。然此虫性毒，故能攻毒，不宜轻用。若入药饵，须去头足，以火炙熟用之。

蝉蜕 二八七

味微甘微咸，性微凉，此物饮风吸露，气极清虚，故能疗风热之证，亦善脱化，故可疗痘疮壅滞，起发不快。凡小儿惊痫，壮热烦渴，天吊口噤，惊哭夜啼，及风热目昏翳障，疔肿疮毒，风疹痒痛，破伤风之类，俱宜以水煎服。或为末，以井花水调服一钱，可治喑哑之病。

斑蝥 二八八

味辛，性热，有大毒。能攻鼠瘘瘰疬疮疽，破血积疝瘕，堕胎元，解疔毒、猘犬毒、沙虱虫毒、轻粉毒，亦敷恶疮，去死肌败肉。制用之法：须去翅足，同糯米炒熟，然后可用。或同麸炒，或同醋煮皆可。若中其毒，惟黑豆、绿豆汁、靛汁、黄连、浓茶、葱汁可以解之。

蜂房 二八九

味微甘微咸，有毒。疗蜂毒肿毒。合乱发、蛇蜕烧灰，以酒服二方寸匕，治恶疽、附骨疽、疔肿诸毒，亦治赤白痢遗溺失禁，阴痿。煎水可洗狐溺疮、乳痈、蜂螫恶疮，及热病后毒气冲目。漱齿牙，止风虫牙痛。炙研，和猪脂，涂瘰疬成瘘。

五灵脂 二百九十

味苦，气辛，善走厥阴，乃血中之气药也。大能行血行气，逐瘀止痛，凡男子女人有血中气逆而腹胁刺痛，或女人经水不通，产后血滞，男子疝气，肠风血痢，冷气恶气，心腹诸痛，身体血痹，胁肋筋骨疼痛，其效甚捷。若女人血崩，经水过多，赤带不止，宜半炒半生，酒调服之。亦治小儿气逆癫痫，杀虫毒，解药毒，行气极速。但此物气味俱厚，辛膻难当，善逐有余之滞，凡血气不足者，服之大损真气，亦善动吐，所当避也。制用之法：当用酒飞去砂石，晒干入药。

全蝎二九一

味甘辛，有毒。蝎生东方，色青属木，足厥阴肝经药也。故治中风诸风，开风痰，口眼㖞斜，半身不遂，语言謇涩，痎疟，耳聋，疝气，风疮瘾疹，小儿风痰惊痫，是亦治风之要药。

文蛤二九二　即五倍子。

味酸涩，性微凉，能敛能降。故能降肺火，化痰涎，生津液，解酒毒。治心腹疼痛，梦泄遗精，疗肿毒喉痹，止咳嗽消渴，呕血失血，肠风脏毒，滑泄久痢，痔瘘下血不止。解蛊毒虫毒，妇人崩淋带浊，子肠不收，小儿夜啼，脱肛，俱可为散服之。若煎汤用，可洗赤眼湿烂，皮肤风湿癣癞，肠痔脱肛。为末，可敷金疮折伤，生肌敛毒。

百药煎二九三　即五倍子酿造者。

味酸涩微甘，功用与五倍子颇同。但经酿造而成，其气稍浮，其味稍甘而纯，故用以清痰解渴止嗽，及收敛耗散诸病，作丸噙化为尤佳，及治下焦滑泄诸病，亦更优也。

蜗牛二九四　负壳而行者。

味咸，性寒，有小毒。能清火解热。生研汁饮，消喉痹，止消渴鼻衄，通耳聋，治肿毒痔漏，疗小儿风热惊痫。加麝香捣罨脐间，大利小便，亦敷脱肛，及治蜈蚣蚕毒，俱宜研烂敷之。

无壳者，名蜒蚰。治热疮痈毒肿痛。少入冰片，研涂痔漏脱肛热痛最良，解蜈蚣毒尤捷。

蚯蚓 二九五

味咸，性寒，沉也，阴也，有毒。能解热毒，利水道。主伤寒痹疟，黄疸消渴，二便不通。杀蛇瘕三虫，伏尸鬼疰虫毒，射罔药毒。疗癫狂喉痹，风热赤眼，聤耳鼻息，瘰疬，阴囊热肿，脱肛。去泥，盐化为水，治天行瘟疫，大热狂躁，或小儿风热癫狂急惊，饮汁最良。亦可涂丹毒漆疮。炒为末服，可去蛔虫，亦可敷蛇伤肿痛，蜘蛛伤毒。入葱管化汁，可治耳聋及蚰蜒入耳。若中蚯蚓毒者，惟以盐汤浸洗，或饮一杯，皆可解之。

粪，名六一泥，可涂火疮痄腮热毒，亦止消渴，解瘟疫烦热狂躁，利小水，通五淋热闭疼痛。

桑螵蛸 二九六

即螳螂育子房也。深秋作房，黏著桑枝之上，房长寸许，大如拇指，其内重重有隔，每房有子如蛆卵子是也。味甘微咸，性平。能益气益精，助阳生子，疗男子虚损，阴痿梦遗，疝瘕遗溺，治女人血闭腰痛，通五淋，利水道。炮熟空心食之，可止小便不禁。

人　部

童便二九七

味咸，气寒，沉也，阴也。咸走血，故善清诸血妄行，止呕血、咳血、衄血，血闷热狂，退阴火，定喘促，降痰滞，解烦热，利大小两便，疗阳暑中暍声暗，扑损瘀血晕绝，难产胎衣不下，及蛇犬诸虫毒伤。若假热便溏，胃虚作呕者，俱不可妄用。

紫河车二九八　一名混沌衣。

味甘咸，性温。能补男妇一切精血虚损，尤治癫痫失志，精神短少，怔忡惊悸，肌肉羸瘦等证，此旧说也。但此物古人用少，而始于陈氏《本草》，自后丹溪复称其功，遂为用。余于初年，亦惑于以人补人之说，尝制用之，及用之再三，则无所奇效。且制用之法，若生捣之，则补不宜生，若炖熟烘熟，则亦犹肉脯之类耳。又尝见有以酒煮而食之者，后必破腹泄泻，总亦因其性滑也。近复有以纯酒煮膏，去渣收贮，而日服其膏者，较前诸法似为更善，然其既离毛里，已绝生气，既无奇效，又胡忍食之，以残厥子之先天。东方朔曰：铜山西崩，洛钟东应。此母子自然之理，不可不信，故并述此以劝人少用可也。

血余二九九

味微苦，性温气盛，升也，阴中阳也。在古药性不过谓其治咳嗽，消瘀血，止五淋、赤白痢疾，疗大小便不通，及小儿惊痫，治哽噎、痈疽疔肿，烧灰吹鼻，可止衄血等证。然究其性味之理，则自阴而生，自下而长，血盛则发盛，最得阴阳之生气。以火炮制，其色甚黑，大能壮肾，其气甚雄，大能补肺。此其阴中有阳，静中有动，在阴可以培形体，壮筋骨，托痈痘；在阳可以益神志，辟寒邪，温气海，是诚精气中最要之药，较之河车、鹿角胶阴凝重著之辈，相去远矣。凡补药中，自人参、熟地之外，首当以此为亚。

人中白三百

味咸，性微凉。能降火清痰，消瘀血，止吐血衄血，退劳热，清肺痈、肺痿，心膈烦热。烧研为末，大治诸湿溃烂，下疳恶疮，口齿疳蚀，虫䘌肿痛，汤火诸疮，及诸窍出血，生肌长肉，善解热毒，或生用为末亦可。